DU DÉLIRE DES NÉGATIONS AUX IDÉES D'ÉNORMITÉ

Collection ***Psychanalyse et Civilisations***
Série Trouvailles et Retrouvailles
dirigée par Jacques Chazaud

Renouer avec les grandes oeuvres, les grands thèmes, les grands moments, les grands débats de la Psychopathologie, de la Psychologie, de la Psychanalyse, telle est la finalité de cette série qui entend maintenir l'exigence de préserver, dans ces provinces de la Culture et des Sciences Humaines, la trace des origines. Mais place sera également donnée à des Essais montrant, dans leur perspective historique, l'impact d'ouverture et le potentiel de développement des grandes doctrines qui, pour faire date, continuent de nous faire signe et nous donnent la ressource nécessaire pour affronter les problèmes présents et à venir.

Au-delà du rationalisme morbide, Eugène Minkowski, 1997.
Des idées de Jackson à un modèle organo-dynamique en psychiatrie, Henri Ey, 1997.

ISBN : 2-7384-6152-2

J. COTARD, M. CAMUSET, J. SEGLAS

DU DÉLIRE DES NÉGATIONS AUX IDÉES D'ÉNORMITÉ

Préface par J.P. Tachon

Éditions L'Harmattan
5-7, rue de l'École-Poytechnique
75005 Paris

L'Harmattan Inc
55, rue St-Jacques
Montréal (Qc) — Canada H2Y 1K9

PRÉSENTATION

par Jean-Paul Tachon

Le dégagement d'un tableau clinique et de sa pathogénie est habituellement progressif. Toutefois, il est souvent au départ le fruit d'un auteur qui, par son acuité clinique ou ses conceptions théoriques, opère un reclassement ou une délimitation dans le champ nosographique. Dans le cas du délire des négations, Cotard a été bien évidemment cet auteur.

Cotard et Cottard

Jules cotard meurt le 19 août 1889 ; Marcel Proust, qui a juste 18 ans, vient d'achever ses études secondaires au lycée Condorcet et devance l'appel sous les drapeaux. Le premier jouit d'une réputation circonscrite au milieu médical. Aucun n'est encore immortalisé par son œuvre. Chez Proust, elle est déjà en gestation, fécondé qu'il est des observations faites dans son milieu familial et social.

L'œuvre de Cotard reste inachevée, interrompue par la diphtérie qui emporte le médecin en six jours, à l'âge de 49 ans. Cette maladie avait été contractée au chevet de sa fille aînée qu'il avait soignée nuit et jour, et se développa dès la guérison de celle-ci.

L'immortalité de Cotard est double. D'une part, elle lui vient de Régis qui nomme ainsi le délire des négations, d'autre part, Proust campe un personnage qui porte, à une lettre près, son patronyme, et qui lui assurera une immortalité plus large. Certes, on sait que certains noms de lieux existants peuvent servir à en désigner d'autres, et que des patronymes laissent parfois entrevoir leur clé, mais il est rare de retrouver un avatar aussi léger pour les noms propres utilisés dans « *La recherche du temps perdu* ».

Certainement le Cottard de Proust est le fruit d'une condensation et plusieurs modèles ont servi à son élaboration comme le remarque Painter dans sa biographie.

Un certain nombre de confrères du Professeur Adrien Proust, père de Marcel, fréquentait, en effet, les soirées qui étaient données chez lui. Mais une ambiguïté subsiste, dans cette peinture de personnage mineur, qui se glisse jusque dans l'orthographe qu'utilisent quelques jeunes psychiatres désignant, par Cottard, le syndrome présenté par certains malades..., quand ils le repèrent.

La reprise d'un passage de « *La Recherche du temps perdu* » montrera combien la description est loin de refléter l'homme Cotard, même si de rares traits lui sont empruntés. En l'occurrence, c'est peut-être la distanciation importante entre le médecin et le personnage qui a rendu possible la presque utilisation de son nom, sans que personne ne s'en trouve égratigné.

« On peut être illettré, faire des calembours stupides, et posséder un don particulier qu'aucune culture générale ne remplace, comme le don du grand stratège ou du grand clinicien. Ce n'est pas seulement, en effet, comme un praticien obscur, devenu à la longue notoriété européenne, que ses confrères considéraient Cottard. Les plus intelligents d'entre les jeunes médecins déclarèrent – au moins pendant quelques années, car les modes changent, étant nées elles-mêmes du besoin de changement – que si jamais ils tombaient malades, Cottard était le seul maître auquel ils confieraient leur peau. Sans doute, ils préféraient le commerce de certains chefs, plus lettrés, plus artistes, avec lesquels ils pouvaient parler de Nietzsche, de Wagner. Quand on faisait de la musique chez Mme Cottard, aux soirées où elle recevait, avec l'espoir qu'il devînt un jour doyen de la Faculté, les collègues et les élèves de son mari, celui-ci au lieu d'écouter, préférait jouer aux cartes dans un salon voisin. Mais on vantait la promptitude, la profondeur, la sûreté de son coup d'œil, de son diagnostic... ».

Il est malaisé toutefois d'avoir une perception exacte et précise de Jules Cotard, car peu de textes sont consacrés à sa biographie. Semelaigne dans *Les Pionniers de la psychiatrie française* n'en fait qu'une description sèche et rapide, reprenant la chronologie des événements et des publications. En revanche, la notice nécrologique de Ritti, et trois des quatre discours prononcés sur sa tombe, publiés dans les Annales médico-psychologiques en 1889, ainsi que l'éloge de Ritti prononcé en 1894 devant la Société médico-psychologique, lui donnent une dimension plus sensible, sinon plus juste, car on sait combien est idéalisé le disparu dans ce genre d'intervention.

Jules Cotard est né à Issoudun, le 1er Juin 1840. Famille protestante aux mœurs simples, père imprimeur ; études classiques commencées au collège de sa ville natale et terminées à Paris ; études de médecine ; reçu à l'internat en 1863 ; intérêt rapide pour les affections nerveuses ; thèse soutenue en 1868, au sujet non sans saveur rétrospective : « atrophie partielle du cerveau ». Très assidu à l'enseignement clinique que Lasègue prodiguait quotidiennement à un petit nombre de jeunes médecins à l'infirmerie spéciale du dépôt Lasègue, remarquant ses qualités, le présente à Jules Falret qui cherchait un collaborateur pour la Maison de Santé de Vanves. Il y entre en 1874 et y travaillera jusqu'à sa mort en 1889. Membre de la Société médico-psychologique dont il fut le président en 1888, membre de la Société de biologie fondée en 1848, qu'il considérait comme une émanation du positivisme ; ses différents travaux furent rassemblés par J. Falret dans les *Études sur les maladies cérébrales et mentales*, publiées en 1891.

Dans sa vie extra-professionnelle, on note un intérêt pour les débats d'idées et les philosophes, nouvelles, et Ritti souligne que « les plus grandes hardiesses de la pensée ne lui déplaisaient pas ». Très jeune, il subit un engouement pour la philosophie positive, et plus tard se lia avec C. de Blignières, disciple de Comte, ancien élève de l'Ecole polytechnique, qui suivait des cours à la Faculté de médecine. Ce « commerce familier de l'esprit » eut une heureuse influence, car « les incursions dans le domaine philosophique, loin de ralentir, excitaient au contraire son zèle pour la science ».

Mais Cotard, « comme tous les méditatifs, avait l'air froid [...] Caractère très réservé, il ne donnait libre cours à ses idées que dans le cercle étroit de l'intimité. Aucun de ses amis n'oubliera ces charmantes causeries où il se donnait tout entier, où se découvrait chez lui ce petit « coin de singularité », d'où s'échappaient dans le feu de la conversation, les opinions les plus paradoxales qu'il soutenait avec verve et esprit ».

Dans sa vie privée, c'était, nous dit encore Ritti, un « homme de foyer ». Il s'était marié vers 35 ans. « Son existence était d'une régularité parfaite ; il partageait son temps entre ses malades et ses livres, à côté de sa femme et de ses trois enfants qu'il adorait. Il fréquentait peu le monde ». Et Falret, qui le lui reprochait, nous dit qu'il n'était pas ambitieux. Il ajoute qu'il s'était créé à la campagne une propriété et que sa « seule crainte était de (se) trouver privé, dans quelques années, de sa coopération active, par sa retraite prématurée dans sa propriété du Berri ».

De ces quelques touches, on voit combien l'homme n'est pas celui qui est décrit par Proust. Néanmoins, transparaît une opposition entre sa grande réserve, sa fonction de second, de coopérateur, selon le terme de Falret, et une ambition autre que celle des honneurs, celle de léguer une œuvre importante à la postérité ; il voulait, en effet, écrire un grand ouvrage sur « les lois de la formation et de l'association des idées ». Nous savons comment il n'en fut rien, et ce par quoi nous le connaissons encore aujourd'hui.

Émergence du syndrome

Le dégagement du syndrome auquel Régis accolera le nom de Cotard, fut difficile et entravé de critiques. Il s'effectue en quatre articles ; écrits par le « coopérateur » de J. Falret, et illustrés d'observations cliniques qui n'ont rien perdu de leur éclat.

Le premier, *Du délire hypochondriaque dans une forme grave de la mélancolie anxieuse* fut publié en 1880 dans les Annales Médico-psychologiques. Texte court et complet, il recèle en germe l'ensemble, ou peu s'en faut, du tableau développé ultérieurement, avec la clinique, l'opposition au délire de persécution – qui structure l'émergence du syndrome – l'appartenance à la mélancolie anxieuse, l'évocation du pronostic et la marche de la maladie ; l'évolution chronique y est déjà signalée.

Le deuxième, le plus important, *Du délire des négations* fut publié en 1882 dans les Archives de neurologie. Cotard y insiste sur l'opposition entre « délire des négations » et « délire des persécutions », et veut la démontrer autant que s'en servir, « hanté » qu'il est, selon les propos de Régis, « par le souvenir de Lasègue ». Faire du premier délire le pendant du second, voilà son dessein, et cela même si, comme Seglas, il a reconnu l'existence d'idées de négation hors de la mélancolie.

Le troisième, *Perte de la vision mentale dans la mélancolie anxieuse* de 1884, publié encore dans les Archives de neurologie, propose une voie de recherche pour élaborer une hypothèse pathogénique. Toutefois, dès le premier article, Cotard avait tenté de dégager une pathogénie ; dans le second, il évoque une origine psychosensorielle qu'il argumente ici ; il reviendra en 1887, puis en 1889 sur ses conceptions et assignera alors une origine psychosensorielle aux délires des mégalomanes vrais, et une origine psychomotrice aux délires des maniaques et des mélancoliques.

Le quatrième, *Du délire d'énormité*, paru en 1888 dans les Annales médico-psychologiques, achève la description devenue classique depuis. La pseudo-mégalomanie qui y est décrite, s'oppose aux « mégalomanies vraies », en ce qu'elle conserve « le sens du délire mélancolique » c'est-à-dire que « les conceptions (délirantes) gardent leur caractère de monstruosité et d'horreur ».

A la lecture de ces textes, on voit comment Cotard veut toujours distinguer par une analyse fine, des faits qui paraissent proches ou similaires. Même s'il reviendra sur sa conception d'origine du délire, jusqu'en 1889, dans l'intervention qui sera lue pour lui en congrès, s'intitulant « De l'origine psychomotrice du délire », la description du syndrome est achevée. La synthèse reste à faire et ce sera Seglas qui la réalisera magistralement en 1897 dans *Le délire des négations*, qu'il définit ainsi : « C'est un état spécial à certains mélancoliques ayant ordinairement la signification du passage à la chronicité, pouvant dès lors être rangé sous la dénomination de paranoïa ou Verrüchtheit secondaire ». « Survenant après plusieurs accès mélancoliques, la maladie se montre à l'âge adulte, le plus souvent à l'époque moyenne de la vie » et il souligne la grande majorité des femmes parmi les malades. Il fait aussi la distinction entre le délire de négation dans la mélancolie, qu'il appelle type Cotard et le délire de négation dans les autres maladies.

Mais entre-temps, a commencé ce que l'on a appelé « la querelle », qui à partir du congrès de Blois en 1892, a opposé en France, les défenseurs de Cotard et ses détracteurs qui ne voulaient voir dans les idées de négation, qu'un thème parmi d'autres, et non une entité nouvelle et spécifique.

Cette discussion passionnée et même passionnelle, Cotard l'a précédée en tentant de la désamorcer par une prise de position répétée, comme celle qui figure à la fin de son travail de 1887 « D'origine psychosensorielle ou psychomotrice du délire » : « Je voudrais aussi réagir contre la tendance actuelle vers une simplification excessive, suivant moi, de la classification des maladies mentales. On s'efforce de réduire le nombre des vésanies, et chacun se défend de vouloir en décrire de nouvelles... Mais il faut se subordonner à la réalité ».

En 1899, à Marseille, Anglade soutient les positions des défenseurs de Cotard, mais exprime aussi une raison qu'on pourrait dire latérale à son soutien : « l'école française ne s'est guère intéressée aux délires secondaires en général ; elle en découvre un et tout neuf, car on lui conteste de moins en moins l'appellation de délire systématisé secondaire ».

La querelle rebondira bien à Grenoble en 1902, mais sans conséquence. La cause est entendue, et peut être en écho à la psychiatrie allemande.

Depuis l'aube du XXe siècle et pendant plusieurs décennies, sont surtout publiés des cas « exceptionnels » qui ne se distancient pas du tableau classique et l'accréditent même, mais qui en diffèrent sur un point précis. Ainsi sont décrits des délires de négation chez les sujets jeunes, des guérisons parfois après plusieurs années de stabilisation des troubles, qui avaient fait craindre une incurabilité. Celle-ci et la chronicité sont les points les plus controversés.

Une catégorie particulière doit être mentionnée, celle des obsessions de négations, qui a fleuri entre 1933 et 1950 et dont aucune trace n'est retrouvée dans les publications récentes. Elles étaient décrites comme une « ébauche de représentations vertigineuses et incoercibles, contre lesquelles le sujet lutte ». Il y aurait perplexité et l'expression serait souvent accompagnée de « comme si », signant le manque d'adhésion et le rapprochement à faire avec le syndrome de dépersonnalisation névrotique. Mais une malade faisant l'objet d'une de ces observations, à été revue trente ans plus tard par Daumezon ; elle en était alors à son septième épisode sur un mode identique, avec absence de récupération entre les derniers accès ; les différents caractères de son état et son évolution l'ont fait alors apparenter à une psychose maniaco-dépressive, et remettre ainsi en cause l'appartenance de telles obsessions à l'obsidionalité pure.

Pour le Cotard, l'ère de la clinique et de la psychopathologie classiques trouve « sa somptueuse apogée et son chant de cygne », dans l'étude n° 16 de H. EY. Ce travail essaie de mettre de l'ordre dans une certaine confusion où baignent des idées de négation de nature différente, par une analyse structurale, au sens où l'entend EY, c'est-à-dire l'étude des différents niveaux de structuration de la conscience.

Après cette « apogée », des travaux paraissent régulièrement ; malgré tout, l'espacement des publications traduit bien un « désintérêt des psychopathologues ». A l'étranger, le syndrome de Cotard constitue plutôt une « curiosité rare ». En France, il garde toujours sa place dans la nosographie, mais l'idée qu'on en a est bien souvent produite par la « tradition orale », que EY dénonçait émoussée par rapport aux descriptions fulgurantes des classiques.

Dans les classifications internationales, aucune spécificité ne lui est reconnue. C'est ainsi que dans les D.S.M. III et III R on retrouve sous l'intitulé : « délire nihiliste » la définition suivante : « un délire comportant le thème de non-existence de soi ou d'une partie de soi, des autres ou du monde. Par exemple : « le monde est mort » ; « je n'ai plus de cerveau » ;

« il n'est pas nécessaire de manger parce que je n'ai plus d'organes ». Un délire somatique, tel qu'il est défini dans les mêmes ouvrages, peut être aussi un délire nihiliste, si l'accent est porté sur la non-existence du corps ou d'une partie du corps ». On le rencontre dans les troubles schizophréniques, dans la dépression majeure (mélancolie...) et il est traité comme un thème parmi les autres. Dans le DSM IV, le délire somatique subsiste mais il semble que le délire nihiliste ait disparu...

Intérêt porté aujourd'hui aux idées de négation

Tous les auteurs s'accordent pour leur reconnaître un caractère de rareté. Certes peu de statistiques sont disponibles, et les Cotard ébauchés sont comptabilisés avec les mélancolies délirantes. Les idées de négations sont donc aujourd'hui plus rarement repérées et on peut à cela trouver, avec Bourgeois, deux facteurs explicatifs :

* le désintérêt des cliniciens et des psychopathologues ; la psychopathologie classique ayant de beaucoup cédé le pas à la psychanalyse, qui d'ailleurs ne s'est, jusqu'à récemment (1980), que très rarement intéressée au Cotard ;

* la modification des tableaux cliniques, rendus frustes sous l'effet des thérapeutiques modernes, sismothérapiques d'abord, chimiques bien évidemment, mais aussi institutionnelles ; rappelons que certains ont vu, dans le Cotard, une conjonction parfaite entre une pathologie et un système de soins chronisants ;

* un troisième facteur peut être ajouté, qui condense et explique les deux premiers : le délire de négation n'est peut-être plus un concept opérant, dans le sens où il a perdu les caractéristiques de son évolution spontanée ; son importance, en tant qu'argument pronostic, s'en trouvant dégonflée, il s'est banalisé.

Sur le plan étiopathogénique, d'ailleurs, peu d'interprétations qui leur seraient propres sont proposées. La plupart des auteurs se sont attachés surtout à découvrir l'étiologie, la génèse ou le substratum du délire mélancolique en indiquant que le syndrome de Cotard reconnaissait une formation analogue.

Il en est ainsi des classiques, mais également des contemporains qui, par l'approche des facteurs soit génétiques à la recherche de sous-groupes, soit biologiques à la recherche de critères, incluent les négateurs mélancoliques dans leurs cohortes de mélancolies délirantes.

Paradoxalement, c'est du côté de l'approche psychanalytique que ce délire historique a récemment été réexaminé en propre. S'appuyant sur les conceptions de Freud, et en particulier la dénégation (die Verneinung) dont les auteurs démontrent toute la différence avec la négation des négateurs, ou sur celles de Lacan, comme le fait M. Czermak (1984-1986-1992), tous constatent que ces négations sont des affirmations. Et dès lors s'interrogeant sur la mort requise par les malades, la question primordiale est : de quelle mort s'agit-il ? Qu'est-ce qui est perdu pour eux ? Appelant la pulsion de mort ce qui est la mort du désir du sujet en tension permanente vers un but, un espoir, une complétude à venir, on peut répondre : c'est le corps du désir qui est perdu, laissant alors ce patient « entre deux morts ».

Notant que ce qui fonde le sujet comme désirant structure aussi son univers dans l'espace et le temps, les auteurs concluent que le syndrome de Cotard leur apparaît comme un modèle clinique permettant la vérification de certaines hypothèses :

* Effet de la pulsion de mort comme mort du désir et non comme mort du corps réel.

* Clivage entre corps réel et corps habité par les pulsions.

* Mise en évidence d'un vécu du temps et de l'espace tout à fait particulier, correspondant à ce temps de retrait de la réalité que Freud évoquait comme premier temps du processus donnant naissance à la psychose dans *Perte de la réalité dans la névrose et la psychose (1924).*

Et Czermak, semblant surenchérir, non sans raison, affirmant l'unicité de la psychose par le caractère central de la mort du sujet, conclut : « la forclusion mélancolique est spécialement pure dans sa forme cotardisée... le malade étant tout entier devenu l'objet « a » ».

C'est ainsi qu'ayant eu certaines difficultés à se faire reconnaître même en France, et n'étant quasiment pas exporté, banalisé par les thérapeutiques modernes, ce tableau fascinant se voit maintenant assigner le rôle de modèle clinique venant confirmer des hypothèses psychanalytiques générales.

Rappelons, en guise de conclusion temporaire, la remarque que Daumezon formulait dans la discussion qui suivit le rapport du cas évoqué plus haut :

> « la maladie n'est que le modèle que le médecin choisit en face d'un patient, et ce modèle n'est choisi qu'en raison des moyens d'action qui sont à la disposition des auteurs et des hypothèses pathogéniques qu'ils bâtissent ».

Jean Paul Tachon, mai 1997

PREMIÈRE PARTIE

LA CLINIQUE DE JULES COTARD

I — Du délire hypocondriaque dans une forme grave de la mélancolie anxieuse[1] – 1880

Nous observons depuis plusieurs années, M. le docteur Jules Falret et moi, une malade qui présente un assez singulier délire hypocondriaque.

Mlle X... affirme qu'elle n'a plus ni cerveau, ni nerfs, ni poitrine, ni estomac, ni boyaux ; il ne lui reste plus que la peau et les os du corps désorganisé (ce sont là ses propres expressions). Ce délire de négation s'étend même aux idées métaphysiques qui étaient naguère l'objet de ses plus fermes croyances ; elle n'a pas d'âme, Dieu n'existe pas, le diable non plus. Mlle X... n'étant plus qu'un corps désorganisé, n'a pas besoin de manger pour vivre, elle ne pourra mourir de mort naturelle, elle existera éternellement à moins qu'elle ne soit brûlée, le feu étant la seule fin possible pour elle.

Aussi Mlle X... ne cesse de supplier qu'on les fasse brûler (la peau et les os) et elle a fait plusieurs tentatives pour se brûler elle-même.

A l'époque où Mlle X... a été placée (en 1874 ; elle avait alors 43 ans), sa maladie datait déjà de deux ans au moins ; le début aurait été marqué par une sorte de craquement intérieur dans le dos se répercutant dans la tête.

Depuis ce moment, Mlle X... n'a cessé d'être en proie à un ennui, à des angoisses qui ne lui laissaient aucun repos ; elle errait comme une âme en peine et allait demander des secours chez les prêtres et chez les médecins.

---

1. Lu à la Société médico-psychologique, le 28 juin 1880, publiée dans les Annales médico-psychologiques, sept. 1880, tome IV.

Ele fit plusieurs tentatives de suicide à la suite desquelles elle fut amenée à Vanves. Elle se croyait alors damnée ; ses scrupules religieux la portaient à s'accuser de toutes sortes de fautes et en particulier d'avoir mal fait sa première communion. Dieu, disait-elle, l'avait condamnée pour l'éternité et elle subissait déjà les peines de l'enfer qu'elle avait bien méritées, puisque toute sa vie n'avait été qu'une série de mensonges, d'hypocrisies et de crimes.

Peu de temps après son placement à une époque dont elle-même fixe la date, elle a compris la vérité – c'est ainsi qu'elle qualifie les conceptions délirantes négatives que j'ai indiquées en commençant – et elle s'est livrée, pour faire comprendre cette vérité, à toutes sortes d'actes de violence, qu'elle appelait des actes de vérité, mordant, griffant, frappant les personnes qui l'entouraient.

Depuis quelques mois, Mlle X... est plus calme ; l'anxiété mélancolique a sensiblement diminué ; Mlle X... est ironique, elle rit, plaisante, elle est malveillante et taquine, mais le délire ne paraît nullement modifié ; Mlle X... soutient toujours avec la même énergie qu'elle n'a plus ni cerveau, ni nerfs, ni boyaux ; que la nourriture est un supplice inutile et qu'il n'y a d'autre fin pour elle que le feu.

La sensibilité à la douleur est diminuée sur la plus grande partie de la surface du corps, aussi bien à droite qu'à gauche ; on peut enfoncer profondément des épingles sans que Mlle X... manifeste de sensation douloureuse. La sensibilité au contact et les diverses sensibilités spéciales paraissent avoir conservé leur intégrité.

Lorsque M. Baillarger, il y a une vingtaine d'années, appela l'attention sur le délire hypocondriaque des paralytiques, ses assertions furent vivement controversées et, aujourd'hui encore, tout en rendant pleine justice à ses travaux, il faut bien reconnaître qu'un délire analogue – je ne dis pas identique – au délire hypocondriaque des paralytiques se présente chez certains lypémaniaques comme chez la malade dont je viens de raconter l'histoire.

Il reste à déterminer quels sont ces lypémaniaques et s'ils forment une catégorie particulière.

Les cinq observations de démonomanie qu'on trouve dans Esquirol[2] sont remarquables par leur analogie entre elles et avec l'observation rapportée plus haut.

La première de ces démonomanes a déjà eu deux accès de lypémanie. Le démon est dans son corps, qui la torture de mille manières ; elle ne mourra jamais.

La deuxième n'a plus de corps ; le diable a emporté son corps ; elle est une vision ; elle vivra des milliers d'années, elle a le malin esprit dans l'utérus sous la forme d'un serpent, quoiqu'elle n'ait pas les organes de la génération faits comme les femmes.

La troisième n'a pas non plus de corps, le malin esprit l'a emporté n'en laissant que le simulacre qui restera éternellement sur la terre. Elle n'a point de sang, elle est insensible (analgésie).

La quatrième n'est pas allée à la selle depuis vingt ans, son corps est un sac fait de la peau du diable plein de crapauds, de serpents, etc. Elle ne croit plus en Dieu ; il y a un million d'années qu'elle est la femme du grand diable. C'est une sorte d'immortalité rétrospective.

La cinquième à le cœur déplacé, elle ne mourra jamais.

Leuret rapporte deux cas analogues :

Une femme se croit damnée, son cœur ne sent plus, elle est une statue en chair immortelle ; elle a été possédée du démon et à ce moment il aurait fallu la brûler, maintenant ce ne serait plus possible.

L'autre a un vide à la région épigastrique ; elle est damnée, elle n'a plus d'âme. Plus tard la pensée lui vint qu'elle était immortelle.

Aucune observation recueillie par M. Petit, à Maréville[3]. J... se croit damnée ; elle n'a plus de sang ; elle doit vivre éternellement, et pour la délivrer de la vie, il faudrait lui couper les bras et les jambes. Elle supplie qu'on veuille bien la couper en morceaux.

2. Esquirol, *Des maladies mentales*, Paris, 1838.

3. Petit, Archives cliniques, p. 59.

Je pourrais citer encore une observation dans le mémoire du Dr Macario[4], deux observations de Morel[5], et deux autres de Krafft-Ebing[6].

Chez tous ces malades, le délire hypocondriaque présente la plus grande analogie ; ils n'ont plus de cerveau, plus d'estomac, plus de cœur, plus de sang, plus d'âme ; quelquefois même ils n'ont plus de corps.

Quelques-uns s'imaginent qu'ils sont pourris, que leur cerveau est ramolli. Tels sont deux malades (hommes) que j'observe actuellement :

L'un se croit damné ; il est l'homme damné, le démon, l'antéchrist. Il brûlera éternellement ; il n'a plus de sang ; tout son corps est pourri.

L'autre se croit également damné, il est infâme, ignoble, coupable de tous les crimes ; son cerveau est ramolli, sa tête est comme une noisette creuse, il n'a plus de sexe, il n'a pas d'âme, Dieu n'existe pas, etc. ; il cherche à se mutiler et à se tuer par tous les moyens possibles et supplie qu'on lui donne la mort.

Ce délire hypocondriaque est très différent de celui qui précède ou accompagne le délire des persécutions.

Chez les persécutés, les différents organes sont attaqués de mille manières, soit par des décharges électriques, soit par des procédés mystérieux, soit par des influences pernicieuses venant de l'air, de l'eau ou des aliments. Mais les organes ne sont pas détruits ; ils semblent renaître au fur et à mesure des attaques.

Chez les damnés, l'œuvre de destruction est accomplie ; les organes n'existent plus, le corps entier est réduit à une apparence, un simulacre ; enfin les négations métaphysiques sont fréquentes, tandis qu'elles sont rares chez les vrais persécutés, grands ontologistes pour la plupart.

Aux idées hypocondriaques se joint très fréquemment l'idée d'immortalité qui, dans certains cas, paraît s'en déduire suivant une certaine logique.

Des malades disent qu'ils ne mourront pas, parce que leur corps n'est pas dans les conditions ordinaires d'organisation, que s'ils avaient pu mourir, ils seraient morts depuis

4. Macario, *Ann. médico-psychologiques*, t. I.
5. Morel, *Études cliniques*, t. II, pp. 47 et 118.
6. Krafft-Ebing, *Traité de psychiatrie* (obs. II et VII).

longtemps ; ils sont dans un état qui n'est ni la vie, ni la mort ; ils sont morts vivants. Chez ces malades l'idée d'immortalité est véritablement, et quelque peu paradoxal que cela puisse paraître, une idée hypocondriaque ; c'est un délire triste relatif à l'organisme ; ils gémissent de leur immortalité et supplient qu'on les en délivre. Il en est tout autrement de l'idée d'immortalité que l'on rencontre quelquefois comme délire de grandeur chez les persécutés chroniques mégalomanes.

J'en pourrais citer un, qui prétend que la nature de son organisation est telle, par le fait de privilèges qui lui ont été accordés par Napoléon 1er en 1804 (26 ans avant sa naissance), qu'il est sûr de ne jamais mourir.

Un autre est persuadé qu'il sera enlevé au ciel comme le prophète Elie et qu'il ne mourra jamais.

Si les malades dont je viens de rapporter les observations diffèrent manifestement des persécutés[7], ils se rapprochent au contraire beaucoup des mélancoliques anxieux : ils sont dans un état d'angoisse et d'anxiété intenses ; ils gémissent, parlent sans cesse, répètent constamment les mêmes plaintes et implorent du secours ; leurs idées hypocondriaques semblent n'être qu'une interprétation délirante des sensations maladives qu'éprouvent les malades atteints de mélancolie anxieuse commune. Ceux-ci se plaignent de sentir leur tête vide, d'avoir une gêne à la région précordiale, de n'avoir plus de sentiments, de ne plus rien aimer, de ne plus pouvoir prier, de douter de la bonté de Dieu ; il y en a même qui se plaignent de ne plus pouvoir souffrir, enfin ils sont persuadés qu'ils ne guériront jamais. Les malades dont j'ai rapporté les observations n'ont plus de cerveau ; leur cœur a éclaté (dans une observation de Krafft-Ebing), ils n'ont plus d'âme ; Dieu n'existe plus ; ils souffriront éternellement sans pouvoir jamais mourir, enfin la plupart sont réellement analgésiques. On peut les piquer, les pincer sans qu'ils accusent de sensation douloureuse et il n'est pas rare de les voir se livrer sur eux-mêmes à des mutilations effroyables.

---

7. Pour plus de clarté, j'ai omis de parler des cas mixtes qui, ici comme ailleurs, établissent des transitions insensibles entre les formes vésaniques différentes. Ces cas sont loin d'être rares.

La mélancolie anxieuse commune est une forme symptomatique fréquente des vésanies d'accès ou intermittentes ; elle guérit ordinairement.

Il n'en est pas de même lorsque le délire hypocondriaque vient s'y ajouter ; dans ce cas le pronostic est beaucoup plus grave. Cela arrive quelquefois dès le premier accès ; souvent c'est au second, au troisième accès que se développe le délire hypocondriaque et alors la maladie passe ordinairement à l'état chronique.

Cependant Krafft-Ebing cite deux cas de guérison ; j'en trouve également un dans Leuret.

Il est remarquable que tous les malades chez lesquels j'ai trouvé mentionné le délire hypocondriaque avec idée d'immortalité, étaient dominés par des idées de damnation, de possession diabolique, en un mot présentaient les caractères de la démonomanie ou de la folie religieuse.

Je n'ai pas trouvé de cas rigoureusement semblables dans les quelques démonographes que j'ai pu consulter ; peut-être devrait-on rattacher à cette forme de folie les aliénés vagabonds qui paraissent avoir donné naissance à la légende du Juif-errant (Cartaphilus vers 1228 ; Ahasverus, 1547 ; Isaac Laquedem, (1640) et qui se croyaient coupables d'une offense envers Jésus-Christ et condamnés à errer sur la terre jusqu'au jour du jugement dernier[8].

Pendant les siècles derniers, plusieurs genres de folie étaient confondus sous le nom de possession démoniaque ; la plupart des cas qui nous ont été conservés appartiennent à l'hystéromanie épidémique ou au délire des persécutions. Doit-on établir une autre variété de folie religieuse se développant dans ce que j'appellerais volontiers la mélancolie anxieuse grave ?

Si cette espèce de lypémanie méritait d'être détachée, on la reconnaîtrait aux caractères suivants :

1° Anxiété mélancolique ;

2° Idée de damnation ou de possession ;

3° Propension au suicide et aux mutilations volontaires ;

---

8. Encyclopédie des sciences religieuses, art. Juif-Errant. « On peut regarder cette destinée (l'immortalité), dit M. Gaston Paris, soit comme une récompense, soit comme un châtiment… » Cette même différence se retrouve entre l'immortalité des mégalomanes et l'immortalité des hypocondriaques anxieux comme je l'ai indiqué plus haut.

4° Analgésie ;

5° Idées hypocondriaques de non-existence ou de destruction de divers organes, du corps tout entier, de l'âme, de Dieu, etc. ;

6° Idée de ne pouvoir jamais mourir.

II — Du délire des négations[9] — 1882

L'important mémoire dans lequel Lasègue, en 1852, a détaché des diverses formes de mélancolie le délire des persécutions, a été le point de départ de travaux complémentaires qui ont fait de cette forme de vésanie l'une des mieux connues dans ses symptômes, dans sa marche et ses terminaisons. Il suffit de rappeler les noms de Lasègue, de Morel, de Foville et Legrand du Saulle et en particulier celui de M. J. Falret qui a exposé devant la Société médico-psychologique le tableau aussi complet que possible des phases successives et de l'évolution de cette maladie[10].

En ce qui concerne les autres variétés de délire mélancolique, nos connaissances sont bien loin de cette perfection relative. On a décrit avec soin la mélancolie simple, la mélancolie avec stupeur, la mélancolie anxieuse ; on sait que ces formes sont souvent intermittentes, que quelquefois elles deviennent continues et passent à la chronicité, mais les caractères et les phases successives du délire qui aboutit à cette chronicité n'ont pas, que je sache, été l'objet d'un travail équivalent à celui qui a été fait pour le délire des persécutions.

Je me propose, dans ce mémoire, d'exposer une évolution délirante spéciale, qui me paraît appartenir à un assez grand nombre de ces mélancoliques non persécutés, plus particulièrement aux anxieux, et reposer surtout sur des dispositions négatives très habituelles chez ces malades.

Généralement les aliénés sont négateurs ; les démonstrations les plus claires, les affirmations les mieux

---

9. Extrait des *Archives de Neurologie*, n°s 11 et 12, 1882.

10. Falret, *Ann. medico-psychologiques*, et *Études cliniques sur les maladies mentales et nerveuses*, Paris, 1889.

autorisées, les témoignages les plus affectueux les laissent incrédules ou ironiques. Leur réalité est devenue étrangère ou hostile. Mais cette disposition négative est marquée surtout chez certains mélancoliques, comme l'a remarqué Griesinger.

« Sous l'influence du malaise moral profond qui constitue le trouble psychique essentiel de la mélancolie, dit cet auteur, l'humeur prend un caractère tout à fait négatif... Cette confusion, dit-il plus loin, que fait le malade entre le changement subjectif des choses extérieures qui se produit en lui, et leur changement objectif ou réel, est le commencement d'un état de rêve dans lequel, lorsqu'il arrive à un degré très élevé, il semble au malade que le monde réel s'est complètement évanoui, a disparu ou est mort et qu'il ne reste plus qu'un monde imaginaire au milieu duquel il est tourmenté de se trouver ».

Je hasarde le nom de délire des négations pour désigner l'état des malades auxquels Griesinger fait allusion dans ces dernières lignes et chez lesquels la disposition négative est portée au plus haut degré. Leur demande-t-on leur nom ? Ils n'ont pas de nom ; leur âge ? Ils n'ont pas d'âge ; où ils sont nés ? Ils ne sont pas nés ; qui étaient leur père et leur mère ? Ils n'ont ni père, ni mère, ni femme, ni enfants ; s'ils ont mal à la tête, mal à l'estomac, mal en quelque point de leur corps ? Ils n'ont pas de tête, pas d'estomac, quelques-uns même n'ont point de corps ; leur montre-t-on un objet quelconque, une fleur, une rose, ils répondent : ce n'est point une fleur, ce n'est point une rose. Chez quelques-uns la négation est universelle, rien n'existe plus, eux-mêmes ne sont plus rien.

Ces mêmes malades qui nient tout, s'opposent à tout, résistent à tout ce qu'on veut leur faire faire. Certains fous, dit Guislain, sont d'une opposition dont on ne peut se faire une idée quand on ne les a pas vus de près. Il faut les plus grands efforts pour les déterminer à changer de linge, ils refusent de se coucher dans leur lit, ils ne veulent pas se lever, ils sont opposés à tout ce qu'on leur demande de faire. C'est la folie d'opposition.

A cette folie d'opposition, Guislain rattache le mutisme, le refus des aliments et cette singulière disposition de certains aliénés qui s'efforcent de retenir leur urines et leurs excréments. Mais il ne signale pas le délire de négation, dont la folie d'opposition n'est pour ainsi dire que le côté moral. Il en est de même de la plupart des auteurs et il paraît étrange qu'une lésion intellectuelle aussi caractérisée n'ait pas davantage attiré l'attention. Les cas même où le fait est simplement signalé, sont rares. La forme hypocondriaque du délire des négations seule est devenue d'observation vulgaire depuis les travaux de M. Baillarger.

C'est dans Leuret[11] que je trouve l'observation la plus caractéristique. J'en résume l'interrogatoire.

– Comment vous portez-vous, madame ?

– La personne de moi-même n'est pas une dame, appelez-moi mademoiselle, s'il vous plaît.

– Je ne sais pas votre nom, veuillez me le dire ?

– La personne de moi-même n'a pas de nom : elle souhaite que vous n'écriviez pas.

– Je voudrais pourtant bien savoir comment on vous appelle, ou plutôt comment on vous appelait autrefois.

– Je comprends ce que vous voulez dire. C'était Catherine X..., il ne faut plus parler de ce qui avait lieu. La personne de moi-même a perdu son nom, elle l'a donné en entrant à la Salpêtrière.

– Quel âge avez-vous ?

– La personne de moi-même n'a pas d'âge.

– Vos parents vivent-ils encore ?

– La personne de moi-même est seule, et bien seule, elle n'a pas de parents, elle n'en a jamais eu.

– Qu'avez-vous fait et que vous est-il arrivé depuis que vous êtes la personne de vous-mêmes ?

– La personne de moi-même a demeuré dans la maison de santé de... On a fait sur elle et on fait encore des expériences physiques et métaphysiques. Ce travail n'était pas connu d'elle avant 1827. Voilà une invisible qui descend, elle vient mêler sa voix à la mienne.

La malade de Leuret présentait, en outre du délire de négation le mieux caractérisé, des hallucinations nombreuses : elle était tourmentée par des invisibles, par la physique et la métaphysique, en un mot, on observait chez elle des symptômes de délire de persécution. Les cas complexes où, comme dans celui-ci, les deux délires

---

11. Leuret, *Fragments psychologiques*, Paris, 1831.

coexistent, ne sont pas rares, j'en citerai plus loin des exemples. Mais le plus souvent ces deux formes de délire s'observent isolément chez des malades différents.

Le vrai persécuté parcourt toutes les phases de son délire, depuis l'hypocondrie du début jusqu'à la magalomanie, sans que ses dispositions négatives dépassent ce qu'on observe communément chez les aliénés ; il nie par méfiance, par crainte d'être dupe, ou bien parce qu'il est complètement dominé par ses conceptions délirantes et ses hallucinations, et qu'il en est arrivé à vivre dans un monde imaginaire, mais ses dispositions négatives sont bien différentes de la négation systématisée dont je veux parler ici.

En général les persécutés ne présentent ni la profonde dépression, ni l'anxiété gémissante des vrais mélancoliques ; il ne semble pas qu'il y ait en eux ce trouble profond de la sensibilité morale que Griesinger considère comme l'élément fondamental de la mélancolie. C'est sur ce terrain, au contraire, que paraît se développer plus ou moins tardivement, et après une évolution délirante spéciale, la négation systématisée. Il n'est pas rare, toutefois, dans les états de chronicité avancée, que le délire de négation survive en quelque sorte aux troubles généraux du début et que les malades, comme celle de Leuret, ne présentent plus ni dépression ni agitation anxieuse manifestes.

Je viens d'assigner, comme double origine du délire des négations, la mélancolie avec dépression ou stupeur et la mélancolie agitée ou anxieuse. Quelque différentes que soient dans leurs manifestations externes ces deux formes de mélancolie, on ne peut se refuser à reconnaître leurs analogies délirantes, analogies frappantes surtout dans les cas où la dépression et l'agitation anxieuse se succèdent ou alternent chez les mêmes malades, sans que le délire soit sensiblement modifié.

Dans ces formes prédominent l'anxiété (une anxiété intérieure effroyable constitue l'état fondamental de la mélancolie avec stupeur, dit Griesinger), les craintes, les terreurs imaginaires, les idées de culpabilité, de perdition et de damnation ; les malades s'accusent eux-mêmes, ils sont incapables, indignes, ils font le malheur et la honte de leurs familles ; on va les arrêter, les condamner à mort ; on va les brûler ou les couper par morceaux. Ces craintes de prison, de condamnation et de supplices ne doivent pas, comme nous l'a souvent fait remarquer M. J. Falret, être confondues avec le véritable délire de persécution qui est relativement rare chez les malades de cette espèce. Bien différents des persécutés, ils s'accusent eux-mêmes ; si on va les livrer au dernier supplice, ce n'est que justice, ils ne l'ont que trop mérité par leurs crimes.

A ce point de vue, on peut distinguer deux grandes classes de mélancoliques : ceux qui s'en prennent à eux-mêmes et ceux qui accusent le monde extérieur et surtout le milieu social. Ces derniers sont les persécutés que Guislain avait déjà désignés du nom d'aliénés accusateurs.

Cette division des mélancoliques correspond à peu près à la division en mélancolie avec trouble général de l'intelligence et en monomanie triste (Baillarger) et à la division en lypémanie générale et lypémanie partielle (Foville) ; on peut dire, d'une manière très générale, que les mélancoliques vrais s'accusent eux-mêmes, tandis que les monomanes tristes accusent autrui.

Mais il n'est pas rare de voir, d'une part, les persécutés prendre, pendant un paroxysme, les caractères de la mélancolie générale, déprimée ou anxieuse, et, d'autre part, les mélancoliques à idées de culpabilité, arrivés à une période plus ou moins avancée de leur maladie, revêtir la physionomie des monomanes tristes.

Il y a sans doute, derrière ces manifestations extérieures, qui varient depuis la stupeur jusqu'à l'agitation anxieuse, quasi-maniaque, des dispositions maladives plus profondes où réside la différence essentielle entre les persécutés et les autres mélancoliques. Peut-être est-ce dans les tendances que j'ai indiquées tout à l'heure et qui portent les malades soit à s'accuser eux-mêmes, soit à accuser les autres, qu'il faudrait chercher la manifestation la plus immédiate de ces dispositions intimes qui constituent le véritable fond de la maladie.

Ces tendances existent souvent pendant bien des années avant l'apparition évidente du délire ; à un degré très atténué on les rencontre chez beaucoup d'hommes sains d'esprit, parmi lesquels elles établissent deux catégories tout à fait distinctes.

Longtemps avant d'être réellement aliénés, les persécutés sont soupçonneux et méfiants, plus sévères pour les autres que pour eux-mêmes ; pendant longtemps aussi certains anxieux, avant d'être frappés d'un accès franchement vésanique, sont scrupuleux, timides, toujours disposés à s'effacer, plus sévères pour eux-mêmes que pour les autres.

J'insiste sur cette division des délires mélancoliques, confondus par la plupart des auteurs. Marcé paraît l'admettre implicitement ; il ne signale, dans la véritable mélancolie, que les idées de ruine, de culpabilité, etc., indique le délire hypocondriaque consécutif et relègue dans la monomanie les idées de persécution ; mais il n'insiste pas autrement sur cette distinction, qui du reste paraît trop absolue, puisque certains persécutés présentent les caractères de la mélancolie vraie et que d'autres malades à l'idée de ruine et de culpabilité ressemblent à des monomanes.

Examinons maintenant par quelle évolution délirante les mélancoliques qui s'accusent eux-mêmes arrivent au délire des négations ; résumons d'abord les principaux caractères de leur état mental. Dans leur forme la plus atténuée, ces caractères sont ceux de la variété de mélancolie désignée sous les noms de mélancolie simple ou sans délire et, plus exactement, sous le nom d'hypocondrie morale, par M. J. Falret, qui l'a décrite avec une exactitude minutieuse.

Les mélancoliques, dits sans délire, sont en effet atteints d'un délire triste portant sur l'état de leurs facultés morales et intellectuelles, et présentant déjà une forme négative évidente. « Ils ont honte ou même horreur de leur propre personne et se désespèrent en songeant qu'ils ne pourront jamais retrouver leurs facultés perdues... Ils regrettent leur intelligence évanouie, leurs sentiments éteints, leur énergie disparue... Ils prétendent qu'ils n'ont plus de cœur, plus d'affection pour leurs parents et leurs amis, ni même pour leurs enfants ».

Les idées de ruine apparaissent souvent, et semblent être un délire négatif de même nature : en même temps que ses richesses morales et intellectuelles, le malade croit avoir perdu sa fortune matérielle ; il n'a plus rien de ce qui fait l'orgueil de l'homme, ni intelligence, ni énergie, ni fortune.

C'est l'envers du délire des grandeurs où les malades s'attribuent d'immenses richesses en même temps que tous les talents et toutes les capacités. Cette hypocondrie morale repose sur le fonds commun de la mélancolie et sur un état d'anxiété vague et indéterminée, « si les malades sentent que tout est changé en eux et au dehors et se désolent de ne plus apercevoir les choses à travers le même prisme qu'autrefois ». (J. Falret).

Dans ces cas légers, il existe déjà comme un voile à travers lequel le malade ne perçoit plus la réalité que d'une manière confuse ; tout lui paraît transformé. A mesure que l'état maladif devient plus intense, ce voile s'épaissit et, dans les cas de stupeur, finit par masquer entièrement le monde réel. Le malade est alors, est comme le fait justement remarquer M. Baillarger, dans un état voisin du rêve.

Non seulement à ce point de vue, mais à tous autres égards, il semble n'y avoir qu'une différence de degré entre ces états d'hypocondrie morale et les affections mélancoliques avec idées de culpabilité, de ruine, de damnation et négation systématisée. L'hypocondrie morale est une ébauche dont il suffit d'accentuer les traits et de forcer les ombres pour achever le tableau de ces dernières formes de mélancolie.

Le dégoût de soi-même arrive au délire de culpabilité et de damnation, les craintes deviennent des terreurs ; la réalité extérieure transformée et confusément perçue finit par être niée. Certaines négations se montrent même de très bonne heure chez les hypocondriaques moraux ; ils nient la possibilité de leur guérison, d'un soulagement quelconque dans leur état de souffrance ; c'est une des premières négations de ces malades dont quelques-uns iront plus tard jusqu'à nier le monde extérieur et leur propre existence.

Il importe de bien distinguer cet état d'hypocondrie morale de l'hypocondrie ordinaire.

Bien qu'on doive, dit M. Baillarger, admettre des cas de mélancolie sans délire, néanmoins il importe de se défier de certains hypocondriaques qui ont en apparence beaucoup de ressemblance avec les mélancoliques dont il est ici question. Le véritable mélancolique est dans un état de dépression générale... Rien de de pareil n'a lieu chez l'hypocondriaque, qu'une disposition peut momentanément faire sortir de sa prétendue prostration, de sa nullité, de son impuissance, etc.

L'hypocondrie ordinaire, dont parle ici M. Baillarger, se rapproche par plusieurs caractères du délire des persécutions dont elle n'est souvent que la première période, et c'est surtout l'évolution diverse des deux hypocondries qui justifie la distinction de M. Baillarger. On peut dire d'une manière générale que l'hypocondrie morale est au délire de ruine, de culpabilité, de perdition et de négation, ce que l'hypocondrie ordinaire est au délire des persécutions.

Lorsque le délire de négation est constitué, il porte soit sur la personnalité même du malade, soit sur le monde extérieur. Dans le premier cas, il prend une forme hypocondriaque analogue au délire spécial signalé par M. Baillarger chez les paralytiques : les malades n'ont plus d'estomac, plus de cerveau, plus de tête, ils ne mangent plus, ne digèrent plus, ne vont plus à la garde-robe, et en fait ils refusent énergiquement les aliments et souvent retiennent leurs matières fécales. Quelques-uns, comme je l'ai indiqué dans une note présentée à la Société médico-psychologique, s'imaginent qu'ils ne mourront jamais. Cette idée d'immortalité se rencontre surtout dans les cas où l'agitation anxieuse prédomine ; dans la stupeur, les malades s'imaginent plutôt qu'ils sont morts. On en voit même qui présentent alternativement l'idée d'être morts ou l'idée de ne pouvoir mourir, suivant leurs états alternatifs d'agitation anxieuse ou de dépression stupide.

Le délire hypocondriaque, surtout moral au début, devient, à une période plus avancée et surtout quand la maladie passe à l'état chronique, à la fois moral et physique. Des malades qui commencent par n'avoir ni cœur, ni intelligence, finissent par n'avoir plus de corps. Quelques-uns, comme la malade de Leuret, ne parlent d'eux mêmes qu'à la troisième personne. Chez les persécutés, la marche est inverse. L'hypocondrie du début est surtout physique ; mais à une période plus avancée, les malades se préoccupent de leurs facultés intellectuelles, on les abêtit, on les empêche de penser, on leur dit des bêtises, on leur soutire leur intelligence, etc.

Ces deux hypocondries ne diffèrent pas seulement par leur marche ; l'hypocondrie des anxieux porte le cachet de l'humilité ; ils n'ont rien et ne sont rien qui vaille ; ils sont pourris ; atteints de maladies ignobles ; quelques-uns croient avoir la syphilis, et Fodéré avait déjà remarqué la connexion de cette dernière idée délirante avec ce qu'il appelle la damnomanie.

Tous autres sont les hypocondriaques persécutés. Ils ont en général fort bonne opinion d'eux-mêmes et de leur organisation assez robuste pour supporter tant de maux ; ils s'en prennent aux influences extérieures, à l'air, à l'humidité, au froid, à la chaleur, aux aliments et surtout aux médicaments. S'il s'agit de syphilis, ce n'est pas la syphilis, mais le mercure qui devient la cause de toutes leurs souffrances. Ils finissent par accuser le médecin et arrivent au délire de persécution confirmé[12].

Ces influences nuisibles auxquelles le persécuté se croit en butte et qui du dehors convergent vers sa personne, l'anxieux s'imagine au contraire en être la source et les répandre tout autour de lui ; il se figure qu'il porte malheur aux personnes qui l'approchent, au médecin qui le soigne, aux domestiques qui le servent ; il va leur communiquer des maladies mortelles, les compromettre ou les déshonorer ; la maison où il habite sera une maison maudite ; en se promenant dans le jardin, il fait périr les arbres et les fleurs.

Le délire hypocondriaque de négation est souvent lié à des altérations de la sensibilité. L'anesthésie est fréquente dans la stupeur où elle a été signalée par tous les auteurs, on la rencontre aussi chez quelques mélancoliques anxieux ; chez d'autres, il semble qu'il y ait au contraire hyperesthésie, les malades ne veulent pas se laisser approcher ; ils crient dès qu'on les touche et répètent sans cesse : « Ne me faites pas de mal » !

Dans quelle mesure ces altérations de la sensibilité concourent-elles au développement du délire hypocondriaque de négation ? c'est là une question de pathogénie que je ne veux point essayer d'élucider. Je me borne à les signaler comme caractère différentiel des deux délires hypocondriaques ; fréquentes chez les négateurs, elles sont tout à fait rares chez les persécutés.

Lorsque le délire porte sur le monde extérieur, les malades s'imaginent qu'ils n'ont plus de famille, plus de pays, que Paris est détruit, que le monde n'existe plus, etc. Les croyances religieuses, et en particulier la croyance en Dieu,

---

12. Legrand du Saulle, *Gazette des hôpitaux*, décembre 1881.

disparaissent souvent, quelquefois de très bonne heure. Griesinger a signalé les idées lugubres, négatives, dont se sentent envahis les malades que leur agitation inquiète rend incapables de recueillement et de prière.

Ce ne serait pas assez d'une rapide description du délire des négations et de ses diverses formes, pour faire de ce délire une espèce particulière de mélancolie. Je voudrais montrer que, conjointement à ce délire, il existe de nombreux symptômes étroitement associés entre eux, de manière à constituer une véritable maladie, distincte par ses caractères et son évolution.

Le délire des persécutions peut nous servir de type. C'est surtout en faisant ressortir les différences et les contrastes qu'il présente avec le persécuté, que je cherche à dépeindre le négateur.

J'ai déjà commencé ce parallèle en marquant la différence entre l'hypocondrie morale et l'hypocondrie ordinaire, entre le mélancolique anxieux qui s'accuse lui-même et le persécuté qui s'en prend au monde extérieur. Lorsque la maladie devient plus intense, ou revêt dès le début une forme plus grave, il s'ajoute aux symptômes ébauchés dans l'hypocondrie morale et au délire vulgaire de ruine et de culpabilité, des phénomènes nouveaux qui méritent de fixer l'attention en raison de leurs caractaires spéciaux : ce sont les hallucinations.

Ces hallucinations sont fréquentes surtout dans les états de stupeur, mais on les observe aussi dans la forme anxieuse. Les malades se croient entourés de flammes, ils voient des précipices à leurs pieds, ils s'imaginent que la terre va les engloutir ou que la maison va s'écrouler, ils voient les murs chanceler et croient que la maison est minée ; ils entendent les préparatifs de leur supplice, on dresse la guillotine ; ils entendent les roulements de tambour, des détonations d'armes à feu, on va les fusiller ; ils voient la corde destinée à les pendre, ils entendent des voix qui leur reprochent leurs crimes, leur disent leur arrêt de mort ou qui leur répètent qu'ils sont damnés. Quelques-uns ont des hallucinations du goût et de l'odorat et s'imaginent qu'ils sont pourris, que leurs aliments sont transformés, qu'on leur présente des ordures, des matières fécales, de la chair humaine, etc.

En général, les hallucinations, chez les malades à idées de culpabilité, appartiennent à cette catégorie d'hallucinations, établie par M. Baillarger, qui reproduisent les préoccupations actuelles des malades. Une mélancolique, dit cet auteur, qui s'accusait de crimes imaginaires, était obsédée jour et nuit par une voix qui lui lisait son arrêt de mort et décrivait les supplices qui lui étaient réservés. Une autre malade dont l'histoire est rapportée par Michéa, se croit coupable, poursuivie par la police et menacée de mort. Elle est placée dans une maison de santé et quelques jours après, la lypémanie étant à son comble, elle aperçoit presque constamment à ses pieds la corde qui doit servir à l'étrangler et le cercueil préparé pour recevoir son cadavre.

Des malades se croient damnés et ils voient les flammes de l'enfer, ils entendent des coups de fusil et croient qu'on va les fusiller. Guislain a fait remarquer l'étroite connexion entre le démonophobie, le suicide et ce genre d'hallucinations où les malades voient partout des flammes, des incendies.

L'état hallucinatoire des mélancoliques anxieux, stupides ou agités, est profondément distinct de celui des persécutés, d'abord par les hallucinations de la vue qui sont rares chez les persécutés et ensuite par le caractère des hallucinations auditives. Comme les hallucinations de la vue, celles-ci sont simplement confirmatives des idées délirantes et il est quelquefois malaisé de les en distinguer ; chez les anxieux, le phénomène hallucinatoire ne présente pas cette indépendance qui lui donne, chez les persécutés, une si grande netteté en même temps qu'une évolution toute spéciale.

Le persécuté arrive peu à peu à un dialogue, on le voit écouter, répondre avec impatience ou colère à ses interlocuteurs imaginaires. Rien de pareil chez l'anxieux ; s'il parle, c'est pour répéter sans cesse les mêmes mots, les mêmes phrases, le même gémissement, sa loquacité a le caractère d'un monologue, d'une litanie, tandis que celle du persécuté est dialogante.

On n'observe pas non plus chez l'anxieux la répercussion de la pensée, l'écho, ni ce vocabulaire spécial qui permet de reconnaître au bout d'un instant de conversation les persécutés chroniques.

J'ai indiqué, au commencement de ce travail, l'opposition et la résistance systématiques des délirants par négation ; on rencontre souvent chez eux une raideur et une tension musculaires qui montrent que leur inertie n'est qu'apparente et que leur résistance n'est pas simplement passive. Dès qu'on veut changer leur attitude, imprimer quelque mouvement à leurs membres, ils contractent énergiquement leurs muscles pour résister et maintenir leur position ordinaire.

Je ne veux pas m'arrêter sur les tremblements signalés chez quelques anxieux, sur les accidents cataleptiformes des stupides, mais je ne puis passer sous silence les impulsions suicides et les mutilations si fréquentes chez les anxieux, surtout quand ils sont dominés par des idées religieuses, et qui établissent encore une différence avec les persécutés chez lesquels le suicide est beaucoup moins fréquent, et les mutilations tout à fait rares.

Les anxieux à idée de damnation sont les malades les plus disposés au suicide ; alors même qu'ils se croient morts, ou dans l'impossibilité de jamais mourir, ils n'en cherchent pas moins à se détruire ; les uns veulent se brûler, le feu étant la seule solution, les autres veulent être coupés par morceaux et cherchent par tous les moyens possibles à satisfaire ce besoin maladif de mutilations, de destruction et d'anéantissement total. Quelques-uns se montrent violents envers les personnes qui les entourent ; il semble qu'ils veuillent démontrer qu'ils sont bien réellement les êtres les plus pervers et les plus dépourvus de sentiments moraux ; souvent ils injurient, blasphèment ; les damnés et des diables ne peuvent faire autrement.

Le refus des aliments, si étroitement lié à la folie d'opposition, présente aussi quelques caractères spéciaux chez les négateurs. En général il est total indistinctement sur tous les aliments ; les malades refusent de manger parce qu'ils n'ont pas d'estomac, que « la viande et autre nourriture leur tombe dans la peau du ventre », parce que les damnés ne mangent point, parce qu'ils n'ont pas de quoi payer. Quelques-uns, cependant, dominés par un délire de culpabilité ou de ruine moins intense, choisissent dans leurs aliments : ils ne mangent que du pain sec par pénitence ou se privent de dessert.

Le persécuté au contraire examine soigneusement ses aliments, cherche ce qui lui paraît bon, rejette ce qui lui semble suspect ; quand par hasard il rencontre des aliments qu'il suppose indemnes de tout poison, il mange avec voracité. En général, le refus des aliments est partiel chez le persécuté.

J'arrive, pour terminer ce parallèle, à l'étude de la marche de la maladie. Le délire des persécutions est essentiellement rémittent ou, si l'on veut, continu avec paroxysmes ; la maladie débute en général de bonne heure, se développe d'une manière lente et progressive et dure toute la vie. Cette marche rémittente est déjà manifeste dans l'hypocondrie du début ; elle l'est aussi dans ce cas où le mal ne paraît pas évoluer au-delà de cette forme ébauchée.

La maladie a une tout autre allure chez les négateurs : elle frappe brusquement, souvent vers la période moyenne de la vie, des personnes dont la santé morale avait paru jusque-là correcte ; quand elle guérit, la guérison est brusque, comme le début ; le voile se déchire et le malade se réveille comme d'un rêve.

Les formes les plus légères, il n'est pas besoin de le dire, sont aussi les plus curables. La mélancolie dite sans délire, l'hypocondrie morale, les états anxieux avec idées de ruine, guérissent habituellement. Mais la maladie est sujette à des retours, à des intervalles plus ou moins éloignés et prend le caractère des vésanies intermittentes. Ce caractère intermittent se manifeste quelquefois, même dans des cas incurables, par des réveils de courte durée et où il semble que le malade ait retrouvé sa lucidité tout entière.

J'ai vu une fois, dit Griesinger, chez une malade atteinte de mélancolie profonde (elle se figurait avoir complètement perdu sa fortune et se croyait menacée de mourir de faim) un intervalle parfaitement lucide, d'environ un quart d'heure, survenir sans motif appréciable et disparaître de même brusquement.

Dans les formes où prédomine d'emblée la stupeur, la guérison s'observe souvent malgré l'intensité du délire et son absurdité. Mais il n'est pas rare qu'après une agitation anxieuse intense et prolongée, avec hallucinations, délire panophobique, etc., les malades tombent dans une espèce de stupidité trop souvent confondue avec la démence et qui se prolonge indéfiniment. Ces malades présentent souvent la folie d'opposition au plus haut degré, ils sont muets, quelques-uns répètent seulement le mot « Non ».

Le pronostic est également fâcheux lorsqu'on voit diminuer l'intensité du trouble mélancolique général, tandis que les idées délirantes et les négations persistent au même degré. Les malades arrivent au délire négatif systématisé qui est rarement curable ; ils présentent eux aussi dans la plupart des cas la folie d'opposition, dont Guislain a signalé le fâcheux pronostic.

Par sa marche, par son début, par sa terminaison brusque, quand elle guérit, la folie des négations se rattache au groupe des vésanies d'accès ou intermittentes et à la folie circulaire. Si même on réserve le nom de délire des négations aux cas où ce délire est arrivé au degré que j'ai indiqué au commencement de ce travail, on peut dire que le délire des négations est un état de chronicité spécial à certains mélancoliques intermittents dont la maladie est devenue continue.

Je veux signaler un point qui me paraît établir une différence entre les négateurs et d'autres intermittents qui se rapprochent des circulaires. Lorsqu'on se renseigne sur les antécédents, le caractère des malades, on apprend souvent qu'ils ont toujours été un peu mélancoliques, taciturnes, scrupuleux, dévoués, charitables, toujours prêts à rendre service ; quelques-uns doués des qualités morales les plus distingués. Leur état maladif, leur délire d'humilité ne contrastent pas d'une manière absolue avec leur manière d'être antérieure et n'en sont que l'exagération maladive. En un mot ces malades ne sont pas franchement alternants comme les circulaires et comme certains intermittents dont l'état considéré comme sain contraste absolument avec les accès mélancoliques.

Ce caractère des négateurs permet aussi de les séparer nettement de la plupart des héréditaires parmi lesquels ils forment une catégorie spéciale ; ils se distinguent, en effet, par un développement exagéré, s'il est permis de le dire, de ces mêmes qualités morales dont l'avortement chez les autres héréditaires explique la vie désordonnée, le profond égoïsme, l'orgueil, le caractère indisciplinable, les délits et les crimes.

Si le délire des négations parait se rattacher, dans bien des cas, aux vésanies intermittentes, je dois ajouter qu'il n'est pas rare de le voir se développer sur un fond hystérique ; il n'est pas rare non plus de le rencontrer comme symptôme de la périencéphalite diffuse. Le délire des petitesses, signalé dans cette maladie par le Dr Materne, paraît fort voisin du délire des négations et peut coexister avec lui ; on verra un exemple dans les observations qui suivent.

Je divise ces observations en trois catégories :

Dans la première, je range les cas où le délire des négations se présente à l'état de simplicité ;

Dans la seconde, un cas où il est symptomatique de paralysie générale ;

Dans la troisième, les cas où, associé au délire des persécutions, il constitue ces formes d'aliénation complexes qui nous expliquent comment presque tous les auteurs ont confondu dans la même description du délire mélancolique les idées de ruine, de culpabilité, de méfiance et de persécution.

Ces cas mixtes mériteraient une étude spéciale ; ils présentent, je crois, en outre des deux ordres de symptômes, quelques caractères particuliers. Les malades se croient plutôt possédés que damnés et se figurent avoir des bêtes ou des diables dans le corps. Esquirol[13] rapporté des cas de ce genre ; Fodéré distinguait du délire de culpabilité et de damnation ou damnomanie, la démonomanie ou possession démoniaque. Cette dernière forme me semble établir une sorte de transmission entre le délire de culpabilité et le délire des persécutions.

Première catégorie. Délire des négations à l'état de simplicité

Première observation – Mme E..., âgée de cinquante-quatre ans, mariée, mère de famille, est placée le 15 juin 1863 à la maison de santé de Vanves, après avoir fait plusieurs tentatives de suicide.

Mme E... est dans un état d'agitation anxieuse avec des idées de culpabilité et délire hypocondriaque ; elle s'imagine qu'elle a la gorge rétrécie et le cœur déplacé. Pendant les

---

13. Esquirol, *Des maladies mentales*, chapitre de la Démonomanie. Paris, 1838.

paroxysmes d'agitation, elle pousse des cris et se lamente à haute voix en répétant toujours les mêmes paroles. Tous ses organes sont déplacés, elle ne peut rien faire, elle est perdue, elle est damnée.

1864. – Même délire, même paroxysmes anxieux avec répétition continuelle des mêmes phrases stéréotypées. Mme E... est perdue, elle n'a plus de tête, plus de corps ; elle est morte. Mme E... pousse des cris perçants, répète les mêmes mots avec rage et dit elle-même qu'elle est enragée ; elle s'accroche avec les mains, comme convulsivement, aux objets extérieurs, et, une fois qu'elle les tient, elle ne veut plus les lâcher.

Mme E... voit des fantômes dans les murailles, elle résiste à ses besoins naturels, sous prétexte que ce serait sa mort d'y satisfaire, pousse des cris et se livre à des actes violents pour lutter contre la fatalité de sa situation à laquelle personne ne peut la soustraire ; les idées de suicide persistent toujours.

Le délire de négation s'accentue de plus en plus. Mme E... n'a ni bras ni jambes, toutes les parties de son corps sont métamorphosées ; elle répète que tout est perdu, qu'elle ne peut bouger sans s'exposer à tomber en morceaux et elle se raidit convulsivement dans la position assise où elle se trouve habituellement.

La folie d'opposition est à son comble, Mme E... refuse de manger parce qu'elle ne peut avaler, de marcher, parce qu'elle n'a pas de jambes ; elle ne veut ni se lever, ni se coucher, ni s'habiller, ni manger, ni marcher, ni aller à la garde-robe ; elle se raidit comme une barre de fer pour résister à tous les actes qu'on veut lui faire accomplir, elle pousse des cris dès qu'on veut la toucher et prétend qu'on va la briser comme du verre.

Les années se passent sans apporter aucune modification à ce délire. Mme E... en est arrivée à un état de démence avec grognements, cris inarticulés et paroxysmes d'agitation ; elle conserve toujours la même raideur musculaire et oppose la même résistance à tout ce qu'on veut lui faire faire.

Mme E... a une chute de la matrice et du rectum qu'il est impossible de maintenir à cause des violents efforts d'expulsion qu'elle fait dès qu'on a procédé à la réduction.

Elle succombe en 1878 dans un état de cachexie générale.

Deuxième observation – Mme E..., âgé de soixante-trois ans, placée à Vanves en mai 1868, est dans un état de grande agitation anxieuse ; elle s'imagine qu'elle n'a plus rien, qu'elle a ruiné sa famille et qu'on va le mettre en prison. Mme E... est constamment en mouvement, ne peut tenir en place ; elle ne cesse de gémir en répétant qu'elle est perdue, ruinée, qu'elle est cause que ses enfants vont mourir de faim.

Elle refuse les aliments sous prétexte qu'elle ne peut les payer ; elle se croit atteinte d'une maladie contagieuse et s'imagine qu'elle répand une odeur infecte ; elle ne veut se laisser approcher de personne et croit que son conctatct est mortel : elle s'imagine aussi qu'il y a du poison et des saletés dans ses aliments. Mme E... dit qu'elle ne peut ni manger ni marcher, qu'elle est absolument incurable ; elle résiste à tous les soins qu'il faut prendre de sa personne, il faut lutter pour l'habiller, pour la lever, pour la faire promener, pour la nourrir. Mme E... reste habituellement blottie dans un coin, tantôt muette, tantôt poussant un gémissement monotone et répétant qu'elle est un monstre.

Par humilité, Mme E... ne consent à manger qu'à la table des domestiques.

Elle meurt en 1879 sans que le délire ait subi la moindre modification.

Troisième observation – Mme S..., âgée de cinquante-trois ans, a déjà eu un accès de mélancolie à forme dépressive et qui n'a pas nécessité son placement. Elle est reprise de délire mélancolique et est amenée à Vanves, à la fin de l'année 1876.

Mme S... est dans un état d'agitation anxieuse extrême ; elle se croit coupable et perdue ; on va la conduire en prison et elle cherche par tous les moyens possibles à faire des tentatives de suicide. Mme S... entend des voix qui lui disent qu'elle est coupable, qu'elle va être condamnée et conduite en prison ; elle croit entendre la voix de son mari et de sa fille qui sont en prison à cause d'elle ; elle se lamente sans cesse et refuse les aliments.

1880. Mme S... est toujours dominée par les mêmes idées mélancoliques ; elle reste le plus souvent muette et immobile et ne répond pas quand on lui adresse la parole ; par moments elle exprime des conceptions négatives tout à fait absurdes. Mme S… prétend que personne ne peut plus, que personne ne se marie plus, que personne ne naît plus. Il n'y a plus de médecins, il n'y a plus de préfets, il n'y a plus de notaires, il n'y a plus de tribunaux ; autrefois Mme S… priait, mais aujourd'hui c'est inutile, puisque Dieu n'existe pas. Mme S… résiste à tous les soins qu'il faut prendre de sa personne, elle est toujours disposée à refuser des aliments et prétend qu'il y a de la chaux, de la potasse dans tout ce qu'on lui présente.

Mme S… passe toutes ses journées dans le mutisme et l'immobilité. Actuellement (mai 1882) son état reste absolument stationnaire.

Quatrième observation – Mme M…, âgée de cinquante et un ans, mariée, mère de famille, paraît avoir toujours été bien portante jusqu'à l'année 1878. Elle fut alors prise d'un accès anxieux avec terreurs ; Mme M… voyait du feu, des incendies, se croyait ruinée et s'imaginait qu'on allait la torturer. Au bout de deux mois, elle guérit subitement mais après quelques semaines elle fut reprise des mêmes accidents et amenée à Vanves dans un état d'agitation anxieuse intense avec gémissements et terreurs continuelles relatives surtout au feu et aux incendies.

Mme M… s'imagine qu'elle est ruinée, qu'on va la torturer, que ses aliments sont empoisonnés, qu'elle est ensorcelée. Elle paraît avoir des hallucinations de l'ouïe et de la vue, prétend qu'il se passe toutes les nuits des choses effroyables dans sa chambre, qu'il y vient des personnages qu'elle ne connaît pas. Mme M… ne veut pas reconnaître son mari ni ses enfants qui viennent la visiter ; elle prétend qu'elle n'a jamais été mariée, qu'elle n'a ni père, ni mère, ni mari, ni enfants. A…, sa ville natale, n'existe plus, Paris n'existe plus, rien n'existe plus, sa fille est un diable déguisé. Mme M… ne se laisse approcher de personne, se recule avec terreur dès qu'on veut la toucher ou lui prendre la main et répète incessamment : « Ne me faites pas de mal ». Elle nie tout et résiste à tout ; il faut lutter pour l'habiller, la déshabiller, la nourrir, etc., et Mme M… déploie une force de résistance étonnante.

Au mois d'août 1881, Mme M… est frappé subitement d'hémiplégie gauche ; le délire n'est nullement modifié. Le membre inférieur reprend incomplètement ses fonctions, mais le membre supérieur se contracture. Mme M... répète constamment les mêmes négations, dit à tout instant : « Ne me faites pas de mal », et résiste opiniâtrement à tout ce qu'on veut lui faire.

Actuellement (mai 1882) la situation reste la même à tous égards.

Cinquième observation – Mme J..., âgée de cinquante-huit ans, placée à Vanves au mois d'août 1879, est dans un état de mélancolie anxieuse qui date déjà de plusieurs mois.

Mme J... s'imagine qu'on va lui couper les nerfs, la rendre sourde, muette et aveugle et lui faire subir toutes sortes de tortures ; elle passe des journées entières à gémir et à implorer la Vierge et les saints.

Paroxysmes d'agitation très intenses avec tentatives de suicide. Mme J... refuse les aliments ; elle est perdue, damnée ; elle est « bourrée de pétrole », on va lui faire subir les plus affreux supplices et cependant elle ne pourra jamais mourir.

Fréquents paroxysmes pendant lesquels Mme J... se roule par terre et fait toutes sortes de grimaces et de contorsions. Mme J... répète constamment les mêmes phrases, souvent tout à fait absurdes et inintelligibles, mais se rapportant à des idées de transformation et d'anéantissement de sa personne et de tout ce qui l'entoure. Mme J... répète : « Il n'y a plus rien, rien n'existe plus, tout est en fer, etc. » ; elle est elle-même transformée, elle est un petit poulet, une mouche, elle est un chiffon de laine qui parle, elle n'est plus rien, elle ne mange jamais, elle n'a plus de corps ; les personnes qui l'entourent ne sont que des ombres.

Mme J... résiste à tout, retient ses matières fécales et ses urines ; il faut lutter pour l'habiller, pour la déshabiller, etc., et dans ces luttes Mme J... déploie une énergie et une vigueur musculaire incroyables. Actuellement en mai 1882, la situation de Mme J... est toujours la même, son délire ne s'est nullement modifié.

Sixième observation – Mme C..., âgée de quarante-trois ans, mariée, mère de famille, est entré à la maison de santé de Vanves en novembre 1880. En 1875, à la suite de la mort subite de son père et de l'opération du strabisme faite à son fils, cette dame avait déjà été atteinte d'un léger accès anxieux avec insomnie et bâillements continuels, obsédée par la crainte que son père n'ait été enterré vivant et que son fils ne devint aveugle par suite de l'opération du strabisme.

Cet état anxieux se dissipa au bout d'un mois. A la fin de mars 1880, nouvel accès, début assez rapide, préoccupations relatives à des questions d'argent, perplexité et indécision continuelles, insomnie. Mme C... s'accuse et se croit coupable. Au bout de quelques mois, délire hypocondriaque.

Mme C... croit qu'elle n'a plus d'estomac, que ses organes sont détruits et elle attribue cette destruction à un vomitif qui lui a été en effet administré.

A son arrivée à la maison de santé, Mme C... dans un état de mélancolie anxieuse avec paroxysmes d'agitation maniaque pendant lesquels Mme C... fait des contorsions, des grimaces, se roule par terre et pousse des gémissements. Ces paroxysmes alternent avec des périodes d'immobilité et de mutisme. Mme C... prétend qu'elle a le gosier retiré, qu'elle n'a plus d'estomac, qu'elle n'a plus de sang ; elle ne mourra jamais, elle n'est ni morte ni vivante, elle est une personne surnaturelle, sa place n'est ni parmi les vivants, ni parmi les morts ; elle n'est plus rien, elle supplie qu'on lui ouvre les veines, qu'on lui coupe les bras et les jambes, qu'on lui ouvre le corps pour s'assurer qu'elle n'a plus de sang et que ses organes n'existent plus.

Cette malade a quitté la maison de santé après deux mois de séjour et est sorté non guérie ; j'ignore ce qu'elle est devenue.

Septième observation – M. A..., âgé de cinquante-trois ans, placé en juillet 1877, à la maison de santé de Vanves, a été frappé de mélancolie après avoir éprouvé de grandes douleurs morales ; il a perdu presque en même temps sa femme et un fils.

M. A... s'accuse d'avoir causé la mort de sa femme et de son fils ; il est pourri, il a la syphilis, il est perdu, il est damné, il est le plus grand criminel qui ait jamais existé, il est l'Antéchrist, il doit être brûlé en place publique ; M. A... est plongé dans une profonde tristesse, il pleure et gémit ; il voudrait être mort et fait des tentatives de suicide.

1880. M. A... exprime toujours les mêmes idées mélancoliques de culpabilité, il est l'homme damné et destiné à brûler éternellement. M. A... dit que tout son corps est pourri, qu'il n'a pas de sang, qu'il n'a pas de pouls, que son cœur ne bat plus, que sa tête est vide, qu'il n'a pas figure humaine. Il attend la fin du monde, qui est proche.

Actuellement, en mai 1882, la situation est toujours la même, le délire n'est nullement modifié.

Huitième observation – M. A..., âgé de quarante-huit ans, placé à la maison de santé de Vannes au mois de mars 1879, à la suite d'une tentative de suicide, est dans un état d'agitation anxieuse intense. Il cherche par tous les moyens à se frapper, à se mutiler, à se crever les yeux, à se donner la mort ; il ne veut ni manger, ni prendre de médicaments, ni recevoir aucune espèce de soins, parce qu'il se considère comme indigne. Il ne pense qu'à expier ses crimes imaginaires ; c'est pour cela qu'il veut se frapper et se tuer ; il dit qu'il est tombé dans un abîme d'infamie et qu'il s'y enfonce chaque jour davantage ; il supplie qu'on lui donne une corde pour se pendre ou une forte dose de poison.

M. A... ne paraît pas avoir d'hallucinations auditives, mais il a de nombreuses illusions de la vue, il donne un sens mystique aux formes des objets extérieurs, il croit voir des figures d'animaux dans les formes des arbres, etc.

1880. M. A... s'imagine qu'on va le torturer, le plonger dans l'eau glacée, le nourrir d'ordures et d'excréments, il supplie qu'on en finisse en lui donnant de l'acide prussique. Son cerveau est ramolli, sa tête est comme une noisette creuse, il n'a pas de sexe, pas de testicules, il n'a plus rien, il n'est lui-même qu'une « charogne » et demande qu'on creuse un trou pour l'enterrer comme un chien ; il n'a pas d'âme ; Dieu n'existe pas ; par moments M. A... dit qu'il n'a ni femme ni enfants ; dans d'autres instants, il demande à les voir et à retourner auprès d'eux. M. A... répète constamment les mêmes phrases et les mêmes supplications : Tuez-moi, tuez-moi ; ne me donnez pas de bain froid, ne me donnez pas de bain froid, etc., qu'il redit pendant des heures entières. Il cherche par tous les moyens possibles à se tuer et à se mutiler ; il veut se crever les yeux, s'arracher les testicules, etc. Il se montre également violent et injurieux envers les personnes qui l'entourent. Par moments, M. A... peut parler avec lucidité ; il raconte volontiers différents événements de sa vie passée.

En mai 1882, la situation est toujours la même, M. A... répète incessamment qu'il est indigne, ignoble, il veut se faire cireur de bottes, il n'a pas de testicules, il faut le tuer.

Deuxième catégorie – Délire des négations symptomatiques de paralysie générale.

Neuvième observation – M. C..., âgé de quarante-cinq ans, de constitution robuste, marié, père de famille, ayant toujours mené une existence régulière et laborieuse, n'a fait d'autres excès, dit-on, que des excès de travail. Il restait chaque soir à son bureau jusqu'à deux heures du matin et était levé à sept heures.

Depuis plusieurs années il souffrait de migraines violentes avec vomissements. En 1879, il se plaignit de troubles de la vue, de brouillards devant les yeux ; il alla consulter un oculiste, qui après avoir examiné le fond de l'œil, aurait demandé à M. C... de se tenir en équilibre sur un pied, ce qui fut impossible.

Vers cette époque M. C... commença à faire des chutes fréquentes ; souvent il rentrait chez lui en disant à sa femme qu'il avait failli se tuer, qu'il était tombé et qu'on l'avait aidé à se relever. En même temps son caractère commença à s'altérer, il devint sombre, irritable, et parut s'absorber dans une profonde tristesse. Il exprimait de funèbres pressentiments, donnait des conseils à sa femme et lui faisait de minutieuses recommandations au sujet de leurs enfants, comme s'il s'était senti menacé d'une mort prochaine.

Au commencement de décembre 1879, il fit une nouvelle chute dans la rue, rentra chez lui glacé et fut pris d'un tremblement intense avec claquements de dents. Le médecin appelé ne constata, dit-on, aucun mouvement fébrile à la suite de ce frisson. Des frissonnements analogues se seraient reproduits irrégulièrement tous les jours pendant cinq ou six heures. M. C... restait constamment au lit, couvert d'énormes couvertures, et, dès qu'on le découvrait un peu, il était repris de tremblements avec claquement de dents ; le sommeil avait complètement disparu.

Après quelques semaines, M. C... quitta le lit, mais il lui fut impossible de reprendre ses occupations. Il restait constamment dans son bureau, muet, inoccupé, immobile, ne recevant personne et renvoyant brusquement sa femme quand elle venait le voir. Par moments, il répétait : « Je suis un crétin », disait à sa femme : « Tu ne veux donc pas me rendre ma vie d'autrefois » ? ou encore : « Je devrais me tirer un coup de pistolet. Je demanderais bien à Dieu de me faire mourir, mais Dieu n'existe pas ». Une nuit il répéta pendant des heures entières une même série de syllabes incompréhensibles.

Vers le mois de mars 1880, il commença à exprimer des idées négatives tout à fait absurdes ; il disait qu'il n'y avait plus de nuit et refusait de se coucher ; il passait des nuits entières dans son bureau et répondait à sa femme qu'il ne pouvait se coucher puisqu'il faisait encore jour. Il disait qu'il ne mangeait plus, et quelque abondants que fussent les repas, il se mettait en fureur en disant qu'il n'y avait rien sur la table.

Placé à Vanves au mois d'avril 1880, on constate chez M. C... un trouble mental profond. M. C. ne se rend compte ni de l'endroit où il se trouve, ni du temps qui s'est écoulé depuis qu'il a quitté son domicile.

Il est ordinairement calme, silencieux ; par moments il prétend que les gens qui l'entourent sont des assassins qui vont l'égorger et il est pris de paroxysmes anxieux pendant lesquels il répète continuellement les mêmes mots d'une voix lamentable. M. C... déclare qu'il ne sait ni où il est, ni qui il est ; il assure qu'il n'est pas marié, qu'il n'a pas d'enfants, qu'il n'a ni père, ni mère, qu'il n'a pas de nom. Il prétend qu'il ne mange jamais et cependant il mange énormément. Il est dans un désert où il n'y a personne, et dont on ne peut sortir, car il n'y a plus de voitures ni de chevaux. Si on lui montre un cheval, il dit : « Ce n'est pas un cheval, ce n'est rien du tout ». M. C... résiste à tous les soins qu'il faut prendre de sa personne ; il refuse de se laisser mettre ses habits parce que tout son corps n'est pas plus gros qu'une noisette ; il refuse de manger, parce qu'il n'a pas de bouche, de marcher, parce qu'il n'a pas de jambes. M. C... tire ses oreilles et dit qu'il n'a pas d'oreilles, il tire son nez et dit qu'il n'a pas de nez. Souvent M. C... dit qu'il est mort, mais pendant des paroxysmes anxieux, M. C... dit qu'il est à moitié mort et qu'il ne pourra jamais achever de mourir ; il prend son bras, sa jambe, son mollet en disant : « Cela ne se décrochera jamais ».

Par moments, M. C... paraît avoir des hallucinations de la vue ; il voit des personnages, des femmes vêtus de blanc, descendre du plafond de sa chambre ; d'autres fois, il voit des petits cavaliers hauts de quelques centimètres traverser sa chambre par régiments.

Embarras de la parole, incertitude de la démarche, inégalité pupillaire.

Ces symptômes de paralysie générale deviennent de plus en plus marqués pendant le cours de l'année 1881. Il s'y joint des idées de grandeurs que le malade reporte dans le passé.

M. C... raconte qu'autrefois il était immensément riche, qu'il était le premier avocat de Paris, qu'il était membre de l'Académie française, président de la République ; aujourd'hui il n'est plus qu'un petit crétin et du reste il va mourir.

En mai 1882, M. C... en est réduit à un état de démence paralytique ; il peut à peine marcher, la parole est presque inintelligible.

Troisième catégorie. Délire des négations associé au délire des persécutions

Dixième observation – Mme G., âgée de quarante-deux ans, mariée, mère de famille, a eu il y a plusieurs années de violentes attaques d'hystérie.

Placée une première fois à Vanves, à la fin de l'année 1875, elle est à cette époque atteinte de délire mélancolique avec idées de culpabilité, idées mystiques et paroxysmes d'agitation furieuse. Mme G... se croit possédée du diable, damnée ; elle croit qu'elle est enceinte du fait de sa bonne, qu'elle prend pour un homme déguisé.

Mme G... se figure qu'elle doit être transformée en une bête immonde, en scorpion, et dans ses paroxysmes, elle se met à plat ventre, se livre à toutes sortes de contorsions pour imiter les mouvements du scorpion. Mme G... refuse les aliments, se livre à toutes sortes d'actes désordonnés et de violences envers elle-même et les personnes qui l'entourent ; elle entend le diable qui lui parle et elle doit lui obéir.

Dans le courant de l'année 1876, il se produit une amélioration très notable. Mme G... est calme, s'occupe à des travaux d'aiguille, cause volontiers ; mais elle est toujours dominée par des idées de culpabilité, se croit adultère, indigne de retourner près de son mari et de ses enfants, et veut faire une confession publique de ses péchés. Elle sort dans cet état de rémission à la fin de l'année 1876.

L'année suivante on est obligé de replacer Mme G..., qui veut absolument faire une confession publique de ses péchés et de ses crimes, dans les rues et dans les églises ; Mme G... se considère toujours comme coupable, indigne ; elle désire se placer comme domestique et gagner sa vie, car elle ne mérite pas qu'on dépense de l'argent pour elle ; mais de nouvelles idées délirantes viennent compliquer ce délire de culpabilité.

Mme G... se croit magnétisée, s'imagine qu'on peut lire dans ses pensées et que ses pensées peuvent être la cause des plus grands malheurs ; elle attribue à sa bonne un pouvoir surnaturel : cette fille, au moyen de procédés magiques et de maléfices, fera entrer son fils dans la maison de santé où il subira des tortures et des mutilations génitales. Mme G... quitte une seconde fois la maison de santé en juin 1879, et y est replacée en août 1880 ; elle s'imagine qu'elle est persécutée par des gens qui ont le pouvoir de lire dans la pensée et qu'elle appelle des carigrafiers ; ces gens sont acharnés contre elle et contre ses enfants, et ne cessent de répéter les plus affreuses calomnies. Ils vont jusqu'à lui faire dire, à elle, des sottises qui sont ensuite répétées dans tout Paris et dans le monde entier, et qui peuvent faire le plus grand mal à sa famille.

En même temps qu'elle accuse ses persécuteurs et les personnes qui l'entourent, Mme G... s'accuse elle-même ; elle est un monstre, elle est damnée ; elle a trois perce-oreilles dans le corps et finira par être changée en scorpion ; elle n'a déjà plus rien d'humain et est comme une bête immonde. Mme G... voudrait être morte, elle gémit et fait des tentatives de suicide, mais il est trop tard : maintenant elle est immortelle, on pourrait la hacher en petits morceaux sans la faire mourir.

En mai 1882, la situation est toujours la même ; cependant les idées de persécution paraissent prédominer de plus en plus, Mme G… accuse les domestiques qui clabaudent et calomnient continuellement ; elle est damnée, il est vrai, mais ce sont les médecins qui en sont cause.

Onzième observation – Mme H…, âgée de cinquante et un ans, est placée au mois d'août 1880.

Il y a quinze ans environ, à la suite d'une dysenterie grave, Mme H… a éprouvé une sensation de craquement dans le dos « son dos s'est décroché ». Depuis cette époque, à quatre ou cinq reprises au moins, Mme H… a gardé le lit pendant neuf à dix mois, une fois plus d'un an. Mme H… prétendait qu'elle ne pouvait se lever, que son dos descendait dans son ventre. Vers le commencement de l'année 1880, Mme H… a commencé à se plaindre que tout le monde lui en voulait, et ces idées de persécution se concentrèrent sur la personne de son gendre ; elle répétait pendant des heures entières : « Pourquoi ma fille a-t-elle donc épousé X… » ? Placée à Vanves au mois d'août 1880, Mme H… raconte qu'on lui a jeté un sort ; elle est damnée, elle a des animaux dans le ventre, des singes, des chiens, etc., elle entend des voix qui la poussent malgré elle à des actes violents ; elle demande la mort, et cependant elle sait qu'elle ne pourra jamais mourir. Au mois de septembre de la même année, Mme H… quitte la maison de santé dans le même état d'aliénation chronique, pour être transférée dans un autre asile.

J'aurais pu, en outre de ces quelques cas, citer, de seconde main, un assez grand nombre d'observations éparses çà et là et dans lesquelles le délire de négation est signalé, au moins dans sa forme hypocondriaque.

Je me borne à donner les indications bibliographiques suivantes :

Leuret, *Fragments psychologiques*, Paris, 1831, pp. 121, 407 et suiv.

- *Traitement moral de la folie*, Paris, 1840, p. 274, 281.

Esquirol, *Des maladies mentales*, chap. « Démonomanie », Paris, 1838.

Fodéré, *Traité du délire*, t. I, p. 345.

Morel, *Études cliniques sur les maladies mentales*, t. II, pp. 37 et 118.

Macario, *Annales médico-psychologiques*, t. I.

Baillarger, *De l'état désigné sous le nom de stupidité*, 1843. – « La théorie de l'automatisme » (*Ann. méd. -psych.*, 1855. – *Note sur le délire hypocondriaque* (Académie des sciences, 1860).

Archambault, *Annales médico-psychologiques*, 1852, t. IV, p. 146.

Petit, *Archives cliniques*, p. 59.

Michéa, « Du délire hypocondriaque », *Ann. méd.-psych.*, 1864.

Materne, *Th. de Paris*, 1869.

Krafft Ebing, *Lehrbuch der Psychiatrie*, obs. II et VII.

Cotard, « Du délire hypocondriaque dans une forme grave de la mélancolie anxieuse », *Ann. méd.-psych.*, 1880.

Je termine ce travail par un tableau synoptique résumant le parallèle entre le délire des négations et le délire des persécutions.

Délire de persécution

Le malade ne présente ordinairement pas le faciès mélancolique.

Hyponcondrie surtout physique au début.

Le malade s'en prend au monde extérieur, à des influences nuisibles venant des divers milieux et surtout du milieu social. Il ne s'accuse pas lui-même ; il se vante plutôt de sa force physique et morale et de l'excellence de sa constitution qui lui permet de supporter tant de maux.

Suicide relativement rare.

Homicide plus fréquent.

Délire de négation

Anxiété, gémissements, angoisse précordiale, etc. ; les malades sont des types de mélancolie anxieuse.

D'autres tombent dans la stupeur. Quelques-uns présentent des alternatives de stupeur et d'agitation mélancolique.

Hypocondrie surtout morale au début.

Le malade s'accuse lui-même : il est incapable, indigne, coupable, damné. Si la police ou les gendarmes vont venir l'arrêter et le conduire à l'échafaud, il ne l'a que trop mérité par ses crimes.

Suicide et mutilations très fréquents.

Homicide plus rare.

Délire de persécution

Troubles de la sensibilité très rares.

Hallucinations auditives constantes et présentant l'évolution spéciale que l'on connaît.

Hallucinations de la vue très rares.

Hypocondrie morale consécutive ; les persécuteurs attaquent les facultés morales, les malades disent qu'on les rend idiots.

Délire des grandeurs

Refus des aliments partiel, par crainte du poison. Les malades choisissent parmi leurs aliments et mangent avec voracité ceux qu'ils ne croient pas empoisonnés.

Marche de la maladie, rémittente, ou continue avec paroxysmes.

Délire de négation

Troubles de la sensibilité.

Anesthésie.

Hallucinations manquent souvent. Quand elles existent elles sont simplement confirmatives des idées délirantes. Conséquemment pas d'antagonisme entre le malade et les voix qui lui parlent, pas de dialogue. Quand les malades parlent seuls, c'est pour répéter en forme de litanies les mêmes mots ou les mêmes phrases, adressées aux personnes réelles qui les entourent.

Hallucinations de la vue assez fréquentes.

Hypocondrie physique consécutive. Les malades n'ont plus de cerveau, plus d'estomac, plus de cœur, etc. Ils sont morts ou bien ne mourront jamais. Transformation de la personnalité. Quelques-uns parlent d'eux-mêmes à la troisième personne.

Délire de négation et d'anéantissement

Les malades nient tout ; ils n'ont ni parents, ni famille ; tout est détruit, rien n'existe plus, ils ne sont plus rien, ils n'ont pas d'âme, Dieu n'existe plus.

Folie d'opposition

Refus des aliments total. Les négateurs refusent parce qu'ils sont indignes, parce qu'ils ne peuvent payer, parce qu'ils n'ont pas d'estomac, etc.

Marche, d'abord franchement intermittente, puis continue.

III — Perte de la vision mentale dans la mélancolie anxieuse[14] — 1884

J'ai appelé l'attention[15] sur un état psychique, propre aux anxieux chroniques, et caractérisé principalement par la négation de l'existence des objets extérieurs ou de la personnalité du malade lui-même.

Je me suis borné à un simple exposé des faits, sans autre but que de déterminer la valeur clinique du symptôme et sa place en pathologie mentale. J'ai laissé volontairement de côté toute interprétation des phénomènes, toute recherche de physiologie ou de psychologie pathologiques, de peur de me laisser aller à des hypothèses ou trop hasardeuses ou trop banales.

Si je reprends la plume aujourd'hui sur le même sujet, si je me sens plus de hardiesse, c'est que je trouve un point

14. Extrait des *Archives de Neurologie*, 1884, n° 21.
15. Cotard, « Délire de négations », *Archives de Neurologie*, 1882, n° 11 et 12.

d'appui dans la remarquable observation due à notre savant maître, M. le professeur Charcot, et publiée par M. Bernard[16].

Dans ce fait si curieux et si finement analysé, il s'agit, on se le rappelle, d'un homme instruit et intelligent qui, à la suite de préoccupations, d'insomnie et de perte d'appétit, s'aperçut d'un profond changement survenu dans ses facultés.

Il avait perdu la mémoire visuelle des objets ; il lui était devenu impossible de se représenter mentalement des villes, les monuments, les paysages, les objets qui lui étaient le plus familiers ; les visages même de ses parents et de ses amis ne pouvaient plus être rappelés à son souvenir et ne se retraçaient plus dans son esprit. En un mot, il avait perdu le pouvoir, autrefois très développé chez lui, de voir mentalement les objets absents.

Tout récemment, un malade que nous observons, M. Falret et moi, depuis une dizaine d'années, actuellement pensionnaire de la maison de santé de V..., nous confia qu'il éprouvait certains symptômes fort voisins, à ce qu'il me semble, de ceux que je viens de rappeler.

Voici, brièvement résumée, l'histoire de ce malade.

M. P..., âgé de soixante-huit ans, diabétique, a été placé une première fois, en décembre 1872 ; il était à cette époque dans un état de mélancolie caractérisé par des craintes, des frayeurs et une hésitation continuelle le conduisant à l'inaction et au refus des aliments. Il se croyait ruiné, incapable et voulait en finir avec la vie. Tantôt il restait debout dans l'immobilité, tantôt il se promenait de long en large dans sa chambre en répétant qu'il était le plus malheureux des hommes, qu'il était perdu et qu'il ne guérirait jamais. M. P... faisait les plus grandes difficultés pour manger, pour s'habiller, pour se promener ; il fallait le menacer pour obtenir de lui qu'il accomplit les actes les plus indispensables à la vie.

Vers le moi de février 1873, cet état s'améliora considérablement, et M. P... put retourner dans sa famille.

Un nouvel accès nécessita un nouveau placement en 1881. Les mêmes symptômes de mélancolie anxieuse, les mêmes conceptions délirantes se reproduisirent, mais il s'y joignit bientôt des idées hypocondriaques qui, surtout pendant un

---

16. Bernard, *Progrès médical* du 21 juillet 1883.

paroxysme anxieux très intense, survenu en novembre 1882, devinrent prédominantes.

M. P... prétendait qu'il n'avait plus de sang, que tout son corps était pourri, qu'il allait mourir, qu'il était mort. Le même délire hypocondriaque persiste encore aujourd'hui, en même temps que les idées d'incapacité, d'indignité et de perdition. M. P... s'accuse toujours lui-même, mais il s'en prend aussi aux autres ; il est extrêmement difficile à satisfaire, se plaint du froid, du chaud, de la nourriture ; une fenêtre ouverte, quand elle devrait être fermée, ou fermée quand elle devrait être ouverte, suffit à provoquer une crise de désespoir. M. P... reconnaît qu'il n'est plus capable de rien, qu'il n'a plus ni énergie ni intelligence, mais ce sont tous les mauvais procédés, toutes les contrariétés, toutes les misères dont il a été abreuvé, qui l'ont réduit où il en est.

M. P... se plaint que, depuis quelques mois, il lui est devenu impossible de se représenter mentalement les objets qui lui étaient le plus familiers. M. P... a habité longtemps B... ; il connaissait parfaitement cette ville et, après l'avoir quittée, il en avait gardé un souvenir si précis qu'il lui suffisait de fermer les yeux et de faire un léger effort de réminiscence pour qu'il lui semblât voir le port, les rues, les magasins et la maison qu'il habitait. Aujourd'hui, cette opération mentale est complètement impossible. M. P... ne réussit pas davantage à se représenter la ville de V... ni la rue, ni la maison qu'il y a habitée depuis qu'il a quitté B... Le visage de sa femme lui apparaît encore par moments, mais très confusément. Tantôt M. P... nous dit qu'il en retrouve quelques traits, tantôt il nous assure que l'image s'est totalement effacée.

Je puis citer encore un autre fait.

J'ai été appelé, il y a quelques semaines, auprès d'un homme d'une quarantaine d'années, dont l'état mental donnait quelques inquiétudes à son entourage.

Ce malade se plaignait d'une diminution de ses facultés intellectuelles ; il se disait perdu, incapable de remplir ses devoirs professionnels et voulait en finir avec la vie. Un premier accès avec symptômes très analogues avait eu lieu il y a quatre ans et avait, dit-on, parfaitement guéri après un an de maladie. L'accès actuel remonterait environ à six mois. Le malade ne dort presque pas, se promène la nuit dans sa chambre, en se lamentant. Il prétend qu'il a la plus grande peine à se représenter mentalement les objets.

Étant allé dernièrement passer quelques jours dans sa famille, en province, il nous raconte qu'à son retour, à peine monté en wagon, il lui fut impossible, malgré tous ses efforts, de se représenter les traits de ses enfants, de sa mère et de ses sœurs qu'il venait de quitter.

M. *** est à la tête d'un bureau de contentieux. Son travail, qui exige beaucoup d'attention, est actuellement au-dessous de ses forces. M. *** attribue son incapacité à ce qu'il ne peut plus se représenter mentalement et avoir présents à l'esprit les documents relatifs à ses affaires.

Les deux malades dont je viens de résumer l'histoire peuvent être regardés comme des types de mélancoliques anxieux, le premier évoluant vers ce que j'ai appelé le délire des négations.

Il m'a paru intéressant de noter la coexistence avec cette forme vésanique, de la perte de la vision mentale. On ne peut s'empêcher de supposer qu'il y a là, en effet, autre chose qu'une coïncidence fortuite. Si la perte de la vision mentale était un fait ordinaire chez les anxieux chroniques, on serait invinciblement entraîné à considérer la négation systématisée, comme un délire greffé sur le trouble psycho-sensoriel, comme une interprétation maladive du phénomène. Malheureusement, les recherches cliniques propres à élucider ce problème sont fort difficiles. Les anxieux chroniques sont, pour la plupart, hors d'état de répondre à des questions qui exigent certains facultés d'analyse psychologique.

On ne peut guère demander à des aliénés s'ils se représentent mentalement des objets qu'ils nient avoir jamais existé ; la plupart d'entre eux ne répondent même pas aux questions qu'on leur adresse.

Il faudrait saisir le moment, probablement très fugitif, sauf dans quelques cas exceptionnels comme ceux que je viens de citer, où la perte de la vision mentale étant accomplie, le délire corrélatif ne s'est pas encore organisé.

Il faudrait encore étudier s'il n'y a pas quelque chose d'analogue à la perte de la vision mentale, un diminutif de ce symptôme chez les mélancoliques simples qui se plaignent de ne plus voir les objets que confusément, de ne plus les reconnaître, et qui se sentent séparés, comme par un voile, de la réalité objective.

Il ne serait pas moins intéressant de rapprocher de la perte de la vision mentale l'altération des sentiments affectifs.

L'influence des images sur les sentiments et l'intelligence est suffisamment établie par l'usage qu'en ont fait les principales religions, et par le secours qu'y ont trouvé les mystiques.

Parmi les philosophes, Aug. Comte[17] a attaché la plus grande importance à l'exercice de la vision intérieure, au culte des images subjectives, comme moyen de perfectionnement moral.

Un autre philosophe que j'ai grand plaisir à citer, Pierre Prévost, grand-père de notre ami le Dr Prévost (de Genève), n'avait pas manqué d'indiquer ces rapports entre les sentiments moraux et la représentation mentale : « Ce que d'ordinaire on entend par sensibilité, dit et excellent psychologue, dépend en grande partie de la faculté d'imaginer[18] ». Ces données empiriques et théoriques trouveraient peut-être une confirmation dans la pathologie.

Voici ce qu'écrivait le malade de M. Charcot :

> « Il me semble qu'un changement complet s'est opéré dans mon existence, et naturellement mon caractère s'est modifié d'une façon notable. Avant, j'étais impressionnable, enthousiaste et je possédais une fantaisie féconde. Aujourd'hui, je suis calme, froid et la fantaisie ne peut plus m'égarer... Je suis beaucoup moins accessible à un chagrin et à une douleur morale. Je vous citerai qu'ayant perdu dernièrement un de mes parents auquel m'attachait une amitié sincère, j'ai éprouvé une douleur beaucoup moins grande que si j'avais encore eu le pouvoir de me représenter, par la vision intérieure, la physionomie de ce parent, les phases de la maladie qu'il a traversée, et surtout si j'avais pu voir intérieurement l'effet produit par cette mort prématurée sur les membres de ma famille ».

---

17. Auguste Comte, *Politique positive*, passim. Voir la table analytique d'Henri D'olier.

18. Pierre Prévots, *Essai de philosophie ou Étude de l'esprit humain*, Genève, an XII, t. I, pp. 298, 301.

Les mélancoliques avec conscience de leur état, en même temps qu'ils se plaignent de ne plus voir nettement la réalité objective, s'accusent de ne plus rien aimer. S'ils ne guérissent point ou si des accès ultérieurs plus graves aboutissent à la chronicité, on remarque que leurs sentiments affectifs sont gravement atteints et qu'ils en arrivent à mériter les accusations qu'ils se prodiguaient naguère.

Quelques-uns deviennent accusateurs et persécuteurs et revêtent plusieurs des traits de la folie raisonnante ; d'autres, dont le délire est plus caractérisé, aboutissent aux négations et à l'indifférence la plus absolue, quand ce n'est pas à la haine, pour tout ce qui autrefois leur était le plus cher.

Cette altération affective est-elle en rapport avec l'effacement plus ou moins complet du tableau des représentations subjectives ? Je me borne à poser la question.

IV — Le délire d'énormité[19] — 1888

Messieurs, notre distingué collègue M. le Dr Séglas a récemment attiré l'attention sur les formes vésaniques combinées ; il a publié[20], une observation très intéressante, dans laquelle on voit les symptômes de la mélancolie anxieuse se mêler à ceux du délire de persécution ; dans une autre observation[21], M. Séglas a signalé l'apparition des idées de grandeur à une période avancée de la mélancolie anxieuse.

Bien que l'analyse de semblables faits pathologiques soit délicate et le diagnostic souvent épineux, il semble que la difficulté ne doive pas porter sur l'appréciation des idées délirantes elles-mêmes. On a de la peine à concevoir qu'en face d'une formule délirante, le clinicien soit embarrassé et doute s'il doit la qualifier d'idée de persécution, d'idée mélancolique ou d'idée de grandeur. Il semble, je le répète,

19. Lecture faite à la Société médico-psychologique dans la séance du 26 mars 1888.
20. Séglas, *Annales médico-psychologiques*, janvier 1888.
21. Séglas, *Le Progrès médical*, 12 novembre 1887.

que l'idée clairement exprimée par le malade doit se caractériser assez nettement par elle-même.

Il n'en est pas toujours ainsi. Certains anxieux appréhensifs, qui craignent d'être brûlés, torturés, coupés par morceaux, arrivent souvent à un faux délire de persécution dans lequel les conceptions elles-mêmes présentent des caractères mixtes et indécis qui les rendent inclassables dans nos catégories ordinaires. Chez d'autres anxieux, l'idée d'être un grand coupable, d'avoir commis tous les crimes, d'être le diable, d'avoir une puissance infernale, etc., aboutit à une sorte de pseudo-mégalomanie.

Je vous demande la permission de vous présenter quelques considérations sur ce faux délire de grandeur.

S'il est vrai, comme j'ai essayé de l'établir dans une précédente communication[22], que les idées ambitieuses germent souvent sur un état d'éréthisme psycho-moteur, on est en droit de se demander pourquoi, dans la mélancolie anxieuse où cet éréthisme moteur est évident, le délire prend une forme mélancolique et négative. Il y a là une difficulté que je ne me dissimule nullement, mais qui paraîtra peut-être moins insoluble si nous analysons avec attention l'état mental des anxieux.

Remarquons d'abord que leur éréthisme moteur présente un caractère tout particulier, il est automatique, violent, impulsif et s'accompagne de phénomènes inhibitoires. L'excitation franche des excités maniaques est absolument différente.

Il n'est pas étonnant de trouver un contraste analogue dans les conceptions délirantes.

Dans les deux états, chez les excités maniaques comme chez les anxieux, le malade éprouve le sentiment d'une puissance intérieure, mais chez ces derniers, c'est une puissance malfaisante, infernale et diabolique. Impuissants pour le bien, ils sont tout-puissants pour le mal.

Tantôt, le malade s'attribue à lui-même cette puissance ; tantôt, refusant de s'assimiler les impulsions horribles qui se produisent en lui, et dont il a conscience, il les explique par la théorie de la possession diabolique.

Il n'y a qu'une nuance entre les délires de culpabilité et de possession ; dans la confusion mentale qu'amène

22. Cotard, Soc. méd.-psych., séance du 28 mars 1887.

l'agitation anxieuse, les malades passent souvent de l'un à l'autre et se considèrent tantôt comme criminels, tantôt comme des damnés et tantôt comme possédés.

Lorsque ce sentiment de puissance intérieure acquiert une intensité suffisante, il donne une sorte de grandeur aux conceptions morbides.

Le malade croit qu'il est la cause de tout le mal qui existe dans le monde ; il est Satan, il est l'Antéchrist. Quelques-uns s'imaginent que leurs moindres actes ont des effets incommensurables : s'ils mangent, le monde entier est perdu ; s'ils urinent la terre va être noyée par un nouveau déluge. Sont-ce là des idées de grandeur ? Est-ce un délire ambitieux que de se croire l'homme le plus infâme qui ait jamais existé et qui existera jamais ?

Bien que mélancoliques au fond, ces conceptions se rapprochent par certains côtés de la mégalomanie vraie. Les malades se considèrent comme des êtres exceptionnels, uniques dans le monde et s'attribuent, pour le mal il est vrai, une sorte de toute-puissance.

Si nous suivons ces malades dans la longue évolution de leur délire, nous voyons apparaître, à une période plus avancée dans la chronicité, des conceptions qui se rapprochent encore davantage du délire ambitieux. Le type de ces conceptions nous est fourni par les idées d'immortalité.

J'ai déjà appelé l'attention de la Société, il y a quelques années, sur les idées d'immortalité des anxieux chroniques, et j'ai essayé de démontrer qu'elles se rattachaient au délire hypocondriaque et aux dispositions négatives qu'on observe ordinairement chez ces malades.

Mais il y a d'autres conceptions morbides qui accompagnent les idées d'immortalité et qui me paraissent congénères.

Si on examine avec un peu d'attention les immortels, on s'aperçoit que quelques-uns d'entre eux ne sont pas seulement infinis dans le temps, mais qu'ils le sont aussi dans l'espace. Ils sont immenses, leur taille est gigantesque, leur tête va toucher aux étoiles. Une démonopathe immortelle s'imagine que sa tête a pris des proportions tellement monstrueuses qu'elle franchit les murs de la maison de santé et va jusque dans le village démolir, comme un bélier, les murs de l'église. Quelquefois, le corps n'a plus de limites, il s'étend à l'infini et se fusionne avec l'univers. Ces malades, qui n'étaient rien, en arrivent à être tout.

Je répète la question que je posais tout à l'heure : sont-ce là des idées de grandeur ? Les analogies avec la mégalomanie vraie se prononcent davantage et il est malaisé de répondre.

Les malades sont dans l'infini, dans les millions et les milliards, dans l'énorme et le surhumain. Ils millionnent comme des paralytiques ou des mégalomanes, mais ils millionnent dans le sens du délire mélancolique.

C'est là, je crois, ce qui les distingue des véritables mégalomanes. Dans leur exagération et leur énormité, les conceptions gardent leur caractère de monstruosité et d'horreur. Bien loin que cette énormité soit une compensation au délire mélancolique, elle en marque, au contraire, le degré le plus excessif. Aussi ces délirants par énormité sont-ils plus que jamais lamentables, gémisseurs et désespérés ; leur attitude et leur physionomie sont toutes différentes de celles des véritables mégalomanes.

Mais il faudrait être un psychologue bien naïf pour ne pas deviner que là même l'amour-propre finit par trouver son compte. L'hyperbolisme du langage, les idées d'énormité, le sentiment d'une puissance malfaisante il est vrai, mais surhumaine, s'accordent mal avec une véritable humilité. On aurait presque pu affirmer a priori, avant que l'observation clinique nous y eût autorisés, que de véritables idées de grandeur devaient à la fin se développer sur ce terrain.

Une malade que j'ai citée[23] et qui, en 1882, était un véritable type de délire, en est arrivé aujourd'hui à se croire immense ; elle est tout, elle est à la fois Dieu et le diable, toute-puissante pour le mal comme pour le bien, elle est la Sainte Vierge, elle est reine du ciel et de la terre, etc. Ce délire se manifeste surtout par moments comme par accès et alterne avec l'ancien délire mélancolique et de négation. Il arrive même que les deux délires coexistent au même moment et s'associent de la manière la plus incohérente ; tantôt Mme X... est précipitée dans le néant, dans les abîmes à plus de mille pieds sous terre, tantôt elle est plus haute que le mont Blanc, elle est elle-même le mont Blanc, elle est le tonnerre, la foudre et les éclairs ; tantôt elle n'existe plus,

---

23. Séglas, *Les Négations* (obs. V.)

tantôt elle est à la fois dans l'Inde, en Amérique et dans toutes les parties du monde.

Je me résume dans les conclusions suivantes :

1) A une période plus ou moins avancée du délire anxieux se produit souvent une pseudo-mégalomanie caractérisée principalement par des idées d'immortalité, d'immensité, etc., pseudo-mégalomanie que je propose de désigner sous le nom de délire d'énormité, pour la distinguer du véritable délire de grandeur.

2) Ce délire d'énormité peut aboutir, dans des cas très chroniques, à de véritables idées de grandeur.

3) L'apparition d'idées de grandeur à une période avancée d'un délire chronique n'est pas spéciale au délire des persécutions.

V — De l'origine psychomotrice du délire[24]

Messieurs, les admirables travaux d'analyse dont l'aphasie a été l'objet, nous ont familiarisés avec les termes images sensorielles, images motrices et avec la division correspondante des facultés intellectuelles relatives à la parole ou à l'écriture. Mais le langage ne constitue qu'une part restreinte, si importante qu'elle soit, de l'activité psychique. Aux images des mots il faut ajouter les images des choses, et l'analogie nous porte à supposer que, lorsqu'il s'agit de perceptions autres que celles de la parole entendue ou lue, d'actes autres que ceux de la parole articulée ou écrite, le mécanisme cérébral ne doit pas être absolument différent.

Si cette induction est légitime, nous sommes autorisés à attribuer les troubles de l'intelligence comme ceux du langage à des lésions sensorielles et à des lésions motrices, et il y a lieu de chercher dans le délire les caractères qui répondent à cette double origine.

L'action des troubles de la sensibilité, des altérations des images sensibles sur le fonctionnement cérébral, ne peut être sérieusement contestée. Les doctrines sensualistes l'ont seulement exagérée en la voulant exclusive. S'il était vrai

24. Congrès International de Médecine Mentale, 1884.

qu'il n'y eût rien dans l'entendement qui ne provînt des sens, il est clair qu'il faudrait chercher dans ceux-ci l'origine des troubles de l'intelligence aussi bien que de son activité normale. Mais l'appareil psychique n'est pas seulement sentant, il est agissant et son activité, bien qu'intimement liée aux impressions qu'il reçoit, n'est pas entièrement dépourvue de spontanéité.

Chaque centre nerveux vit de sa vie propre et, dans une certaine mesure, indépendante. Les centres moteurs peuvent, à ce titre, être considérés comme créateurs d'une énergie psychique qui prend ses racines dans la vie organique de ces centres et qui n'est pas absolument subordonnée aux influences provenant des autres centres corticaux.

Le déterminisme purement psychologique de la volonté se trouve conséquemment limité, contrarié ou annihilé par l'autonomie des centres moteurs, autonomie méconnue par les sensualistes et qui est la condition physiologique du sentiment que nous avons de notre liberté intérieure[25].

L'indépendance relative des centres moteurs et sensoriels se manifeste tout particulièrement dans les états pathologiques. Les faits d'aphasie démontrent que chacun d'eux peut être affecté dans ses fonctions sans que les autres le soient au même degré.

L'étude des maladies mentales a permis de constater des troubles sensoriels, anesthésiques ou hallucinatoires, des troubles moteurs, inhibitoires ou spasmodiques, ne réagissant que faiblement sur l'ensemble des facultés psychiques, ou conduisant à des délires limités.

Déjà, à une époque où personne ne soupçonnait l'existence des centres moteurs corticaux, les cliniciens avaient été frappés de la coïncidence des troubles de l'intelligence avec ceux du mouvement. Suivant Falret, ces derniers existeraient chez la plupart des aliénés. La lésion fondamentale de la manie, dit Griesinger, consiste dans une perturbation de la force motrice de l'âme. Les rapports entre les névroses convulsives, l'hystérie, l'épilepsie, les chorées, la maladie des tics convulsifs[26] et certains troubles psychiques correspondants, rapports tels que ceux-ci ont pu être

---

25. Manouvrier, *Revue philosophique*, 1884, t. XVII, pp. 519 et 520.
26. Guinon, Article Tic convulsif du Dic, Encyclopédique des sciences médicales.

considérés comme l'équivalent de la convulsion, ont relié plus étroitement les troubles de l'intelligence avec ceux des mouvements. Les expressions convulsion mentale, idée spasmodique, impulsion intellectuelle[27] sont employées couramment dans notre science.

Dans une communication à la Société médico-psychologique[28], j'ai cherché à présenter d'une manière synthétique ces aperçus isolés et fragmentaires. J'ai essayé de déterminer les caractères distinctifs du délire, suivant qu'il se greffe sur des lésions psycho-sensorielles ou sur des lésions psychomotrices et, conformément aux vues de Destutt de Tracy et de Maine de Biran, de rattacher à ces dernières altérations de la personnalité.

Je voudrais ajouter quelque précision à cette vue d'ensemble et, s'il est possible, déterminer plus exactement le rôle des éléments moteurs dans la genèse du délire.

Il faut, pour cela, bien préciser ce que l'on doit entendre par images sensorielles et images motrices. A priori, et si l'on s'en rapporte au schéma de l'aphasie, rien ne semble plus facile. En réalité, la question est des plus ardues.

De même que, malgré leur indépendance relative, les différentes images verbales sont connexes et s'évoquent réciproquement les unes les autres, de même, dans les représentations mentales des objets du monde extérieur et dans les images motrices de nos actes, le moteur et le sensoriel sont tellement mêlés qu'il est extrêmement difficile de faire la part de ce qui appartient à chacune de ces deux catégories.

La perception suppose des phénomènes moteurs dont les résidus restent attachés à l'image sensible, et les images motrices de nos actes se combinent intimement avec la représentation des objets que ces actes concernent.

Un autre élément de confusion provient du pouvoir moteur que nous exerçons sur les images sensibles elles-mêmes. Nous pouvons les évoquer, les mouvoir, les grouper, les disposer comme nous voulons, nous pouvons les grandir, le rapetisser, les déforme à notre guise.

Il y a, de plus, une motilité automatique de ces mêmes images qui, indépendamment de tout effort volontaire,

27. Ball, *Encéphale*, 1881.
28. Cotard, *Ann. médico-psychologiques*, 7° série, t. VI, p. 87.

apparaissent, se combinent, s'imposent, agissent sur nous et malgré nous, comme si elles étaient douées elles mêmes d'activité motrice.

Maine de Biran cite un passage de Hume relatif à ce pouvoir que l'esprit mouvant exerce sur les idées aussi bien que sur les membres, et lui-même insiste sur les deux forces auxquelles est soumise la reproduction des idées, l'une aveugle et spontanée, l'autre volontaire et libre.

La plupart des psychologues, Ch. Bonnet, Ampère, Dugald-Stewart, etc., ne s'expriment pas moins formellement à l'égard de ces mouvements internes de la pensée.

C'est à cette activité motrice, volontaire ou automatique, que nous devons les brillantes créations de l'imagination, c'est grâce à la même faculté que nous pouvons exécuter ces diverses constructions mentales que l'on désigne sous le nom de raisonnements. C'est encore la même faculté qui établit un lien entre le moi et le monde externe : par elle nous prenons possession du monde et par elle le monde extérieur réagit sur nous.

Le sens actif et moteur des termes qui s'appliquent à l'exercice de la pensée, visible dans les mots concevoir, comprendre, saisir, etc., indique un sentiment instinctif et spontané de cette activité motrice qui préside aux opérations mentales. On dit de l'intelligence qu'elle est vive, active, prompte, etc., ou bien qu'elle est lente et paresseuse ; on se sert des mêmes termes qui qualifient les mouvements de notre corps et de nos membres. Dugald-Stewart comparait les saillies de l'esprit à des tours d'adresse bien exécutés. Gratiolet cite un remarquable passage d'Engel dans lequel les mouvements de la marche, leur lenteur embarrassée, leur arrêt soudain, etc., sont mis en parallèle avec les lenteurs et les hésitations de la pensée.

Il y a plus qu'une analogie, il y a des rapports tels que les deux ordres d'activité s'influencent réciproquement ; le mouvement musculaire est un excitant intellectuel et l'exercice de la pensée réagit sur l'énergie musculaire.

Les expériences de M. Féré ont confirmé ce que l'observation empirique avait appris à cet égard.

Transportées dans la pathologie, les considérations qui précèdent vont nous aider à concevoir la nature de certains troubles psychiques.

De même que, dans l'ordre des mouvements apparents, il y a des paralysies, des convulsions, des contractures, etc., de même il peut se produire des troubles analogues dans les mouvements de ces membres intérieurs par lesquels nous remuons les matériaux de nos pensées et qui sont véritablement les organes de l'intelligence.

C'est en effet, nous l'avons dit tout à l'heure, ce qu'ont établi empiriquement les cliniciens. On sait quelle importance Esquirol attachait aux lésions de l'attention volontaire. M. Baillarger n'a pas moins justement insisté sur le rôle de l'automatisme mental dans la folie[29]. L'activité qui à l'état normal préside au mouvement de la pensée, est altérée, diminuée ou remplacée par des états spasmodiques. Tantôt les images se détachent du moi qui ne peut plus les saisir, tantôt, par suite d'un automatisme morbide, elles se présentent sous forme d'obsessions et tirent une valeur objective des éléments spasmodiques par lesquels elles s'imposent.

Les expressions paralysie psychique, convulsion intellectuelle, idée spasmodique, réflexe psychique, ne sont donc plus de simples métaphores, mais l'expression exacte des faits.

Je ne veux pas chercher par quels procédés notre activité psychomotrice agit sur les images psycho-sensorielles, si c'est par des mouvements des organes des sens analogues à ceux qui se produisent quand nous percevons des objets en mouvement, ou bien si c'est par des représentations motrices des actes par lesquels nous pourrions mettre en mouvement les objets correspondant aux images sensibles.

Je voudrais seulement faire sentir l'influence considérable des troubles moteurs dans un grand nombre de faits pathologiques se rattachant en apparence à une origine sensorielle.

S'il y a quelque vérité dans les considérations que je viens d'exposer, on doit en conclure que l'impossibilité d'évoquer les images, la perte de la vision mentale, symptômes si fréquents dans la mélancolie, s'explique par la paralysie psychique aussi bien que par l'anesthésie à laquelle on est d'abord porté à les attribuer.

---

29. Baillarger, « De l'automatisme », *Ann. médico-psych.*, 1856, t. II, p. 54.

Dans ce cas, comme dans beaucoup d'autres, les deux ordres de troubles se confondent d'une manière inextricable.

Une connexion plus étroite encore entre le moteur et le sensoriel est créée par la présence dans les images sensibles elles-mêmes d'éléments moteurs qui entrent dans leur constitution intime. J'ai indiqué tout à l'heure comment, dans certains cas d'idées obsédantes, l'impulsion automatique se fusionnait avec l'image et lui donnait une sorte de vie extérieure au moi. Quelque chose d'analogue se produit à l'état normal. L'examen des images sensibles qui se rapprochent le plus des images motrices, l'examen des images sensibles des corps en mouvement m'aidera, j'espère, à faire comprendre ce à quoi je fais allusion.

Tous les philosophes s'accordent à reconnaître le penchant qui nous porte à reproduire, à imiter les mouvements, les sons, les actes dont nos sens ont été frappés[30]. Le phénomène se manifeste avec la régularité d'un réflexe chez les malades atteints d'écholalie ou d'échokinésie[31]. Les exemples les plus évidents se rapportent aux mouvements ou aux actes exécutés par nos semblables ; mais des phénomènes analogues à l'imitation se produisent pour tous les objets même inanimés dont le mouvement est perçu par nos sens.

Ces réactions motrices, faiblement adhérentes au moi, en raison de leur caractère automatique, quelquefois même inconscientes, se rattachent au contraire par l'association la plus étroite avec les sensations qui en sont l'origine et les images sensorielles qui peuvent les renouveler. Elles tendent à s'objectiver en même temps que ces dernières.

Le pendule de Chevreul, les tables tournantes, les effets bien connus de certaines formes de vertige et surtout un grand nombre de faits pathologie mentale démontrent avec quelle facilité nous sommes conduits à attribuer aux objets ou aux êtres extérieurs les mouvements involontaires qui se produisent en nous[32]. Le sentiment de puissance qui accompagne ces mouvements se transporte dans le monde

---

30. Féré, « Introduction psychomotrice », In *Sensation et mouvement*, p. 13.
31. Gilles de la Tourette, *Arch. de neurologie*, 1885.
32. Pierre Janet, *L'automatisme psychologique*, p. 431.

externe et ainsi se réalisent au dehors de nous les idées de force, de cause, de substance et même d'existence.

Ce serait là l'origine des idées métaphysiques. Kant en avait bien pénétré le caractère subjectif ; Schopenhauer les faisait dériver de la volonté ; nous verrons tout à l'heure qu'elles paraissent en effet subordonnées à l'énergie psychomotrice et aux altérations de cette énergie, s'exaltant ou s'effaçant dans la même proportion.

Examinons donc les symptômes les plus ordinaires des affections mentales et voyons si les considérations dans lesquelles je viens d'entrer, sur la nature essentiellement motrice de l'activité intellectuelle, peuvent nous fournir quelques secours pour l'interprétation des phénomènes morbides.

Il n'est aucune forme de maladie mentale où les troubles de l'activité motrice se manifestent avec autant d'évidence que dans la manie.

Tous les auteurs ont décrit cette excitation pathologique qui porte à la fois sur les mouvements extérieurs, sur la parole et sur le mouvement intérieur de la pensée. Le développement consécutif des idées de force, de talent, de puissance et de grandeur, ainsi que des sentiments de joie et de bonheur, a été clairement indiqué par Pinel et par la plupart des observateurs. Le plus souvent, dans l'excitation maniaque franche, lorsqu'il n'y a pas d'éléments mélancoliques combinés, l'hyperkinésie est rapportée au moi, comme l'est l'activité volitionnelle normale. C'est le moi qui veut, c'est le moi qui assume la responsabilité des actes et s'en glorifie ; le sentiment de la personnalité s'exalte dans la même proportion que l'activité motrice.

De l'exagération du pouvoir moteur par lequel nous agissons sur les images du monde extérieur, par lequel nous les faisons nôtres et par lequel nous prenons en quelque sorte possession de ce qui nous entoure, dérivent les idées de richesse dont Destutt de Tracy plaçait déjà l'origine dans la volonté.

Le maniaque connaît tout, possède tout et peut tout. Il vit dans un miracle perpétuel. De là l'absurdité de son délire : il n'y a ni raison, ni logique pour un être tout puissant, capable de maintenir en équilibre et sans effort apparent les constructions mentales les plus instables.

A côté de cette exaltation du pouvoir personnel, se développe parallèlement celle des éléments automatiques de l'activité mentale, des éléments moteurs adhérant aux images sensibles.

Dans les états d'excitation modérée, dans ceux, compatibles avec la santé, que font naître les sentiments vifs, les passions expansives, l'amour, la piété exaltée ou certaines influences toxiques, le monde extérieur prend une vie singulière, la nature entière s'anime et se revêt des couleurs les plus séduisantes. Tout est beau, tout est bon ; non seulement le moi bénéficie de sa suractivité propre, mais il s'enrichit de toutes les influences dynamogéniques qu'il reçoit de l'automatisme. Il s'abandonne à ces influences qui se fusionnent avec lui par une sorte de coalescence.

C'est l'inspiration, c'est l'enthousiasme, c'est le dieu qui agite et échauffe l'âme du poète, c'est la grâce qui remplit celle du chrétien par un mécanisme analogue, malgré le contraste apparent, à celui de la possession démoniaque. Les étonnantes convictions imposées à l'esprit par cette alliance irrésistible de l'automatisme et de la volonté, justifient par une origine toute puissante leur consistance surnaturelle. Credo quia absurdum, disait Tertullien. Il semble en effet que Dieu seul puisse faire ce miracle, qu'une idée contraire à la raison s'impose avec toute la force de la vérité.

Ainsi l'idée de toute puissance que le moi s'attribue quand l'hyperkinésie est volitionnelle, s'extériorise quand l'hyperkinésie devient automatique. Mais il y a souvent confusion entre le moi et le non-moi. Les inspirés, les mystiques, les prophètes, les messies, en communion immédiate avec Dieu par la convergence de la volition et de l'automatisme, en arrivent très ordinairement à croire qu'ils sont Dieu lui-même.

Les formes de l'exaltation maniaque dans lesquelles les divers éléments psychiques s'associent dans un même dynamisme synergique et où se produisent, au moins momentanément, une harmonie et un bonheur parfaits, sont toutes différentes d'autres formes de manie dans lesquelles prédominent l'irritabilité, la taquinerie, les dispositions agressives, le besoin de destruction et la fureur.

Pour désigner ces états si différents, nous nous servons indistinctement du même terme univoque et banal d'excitation. Catégoriser, sous les chefs excitation et dépression, toutes les lésions de l'activité motrice, est un procédé d'observation par trop sommaire. Toutes les nuances du caractère correspondent à des nuances équivalentes dans les éléments moteurs qui le constituent. Les dispositions à la bienveillance, à la méchanceté, à la malignité, à l'esprit de saillie, etc., auxquelles Gall voulait assigner des organes distincts, dérivent très vraisemblablement de modifications de nos centres moteurs, inconnues dans leur nature intime, mais se manifestant dans le conflit entre notre personnalité et les êtres subjectifs que constituent les images sensibles, animées elles-mêmes par les éléments moteurs qui leur sont annexés.

Il y a, pourrait-on dire, autant de variétés dans la manie que dans la manière d'agir des différents caractères.

Remarquons seulement que les formes irritable et violente de la manie supposent, dans le conflit entre les divers éléments psychiques, un antagonisme qui rapproche ces formes de la manie des états impulsifs et hallucinatoires sur lesquels je reviendrait bientôt et aussi de la mélancolie agitée avec laquelle elles se confondent par des nuances insensibles.

Les troubles de l'énergie motrice, dans la mélancolie dépressive, ne sont pas moins évidents que dans l'exaltation maniaque et ont été signalés par les meilleurs observateurs. Les malades eux-mêmes se plaignent de n'avoir plus de volonté et d'avoir perdu le pouvoir de diriger leurs pensées. Une diminution d'énergie, affectant à la fois la réaction du moi sur le monde extérieur et l'influence du monde extérieur sur le moi, paraît constituer essentiellement la mélancolie dépressive dans sa forme la plus simple. c'est le trouble le plus constant. Les phénomènes douloureux auxquels on est tenté d'assigner la première place font quelque fois défaut et il n'est nullement prouvé, lorsqu'ils existent, que la dépression psychomotrice leur soit subordonnée. La gaîté, la joie, le bonheur du maniaque semblent dériver directement de l'exaltation psychomotrice ; des états inverses de dépression dérivent non moins directement une disposition morale pénible, un ennui, un abattement, une tristesse, un désespoir qui s'expliquent plutôt, à mon sens, par la perte de l'énergie motrice, par l'isolement et l'appauvrissement qui en résultent pour le moi que par des troubles de la sensibilité. Dans les cas même de mélancolie avec réaction douloureuse intense, la contribution des troubles moteurs est peut-être encore la plus considérable.

C'est pas la dépression de l'énergie psychomotrice que le malade se sent séparé des images du monde extérieur qu'il ne peut plus évoquer, dont il n'est plus maître et qui lui échappent. Il croit que rien ne lui appartient plus, qu'il est ruiné, qu'il a perdu tout ce qu'il avait de plus précieux et de plus cher. Sa douleur est très comparable à celle d'un homme sain d'esprit, qui aurait subi réellement les malheurs que s'attribue le mélancolique. Pour être subjectives, les portes de ce dernier n'en sont pas moins douloureuses, et bien qu'on admette très généralement que c'est la douleur qui engendre l'idée délirante, l'opinion inverse me paraît, dans un bon nombre de cas, plus vraisemblable.

La diminution de l'énergie psychomotrice ne se manifeste pas seulement par la dépression du moi et par les idées de ruine et de perdition qui en dérivent immédiatement. Les éléments moteurs annexés aux images sensibles éprouvent, par le fait de la synergie cérébrale, une altération analogue. Les malades ne sont pas seulement incapables, perdus, ruinés, ils sont abandonnés de Dieu et des hommes, on ne les aime plus, les objets extérieurs n'agissent plus sur eux de la même manière et perdent même leur réalité substantielle (due aux éléments moteurs). Le délire des négations auquel aboutissent les formes graves, s'explique ainsi par des trouble moteurs, comme les formes vésaniques d'où il dérive.

> « Lorsque la mélancolie, dit Guislain, est accompagnée d'anxiété, de gémissements, d'un penchant au suicide ou de toute autre détermination, elle n'est plus à son degré de plus grande simplicité. Dans ce cas, un principe d'action détend ses ressorts, il y a activité, anomalie dans les impulsions ».

L'excitation motrice qui se manifeste visiblement dans l'habitude extérieure des anxieux agités, se traduit souvent dans leur conscience par le sentiment d'une force invincible qui pousse ou qui arrête, d'un spasme douloureux qui paralyse comme le font les contractures et les crampes musculaires, ou encore par le sentiment d'un mouvement convulsif qu'ils ne peuvent dominer. C'est alors que se développent les idées de puissance infernale, de possession et de damnation. Nous devons à M. le Dr Séglas d'avoir démontré l'influence des impulsions verbales, dites hallucinations psychiques, sur cette forme de délire. Les autres phénomènes impulsifs se comportent de même ; des malades à impulsions violentes se croient criminels, possédés, damnés ou changés en diables, d'autres, poussés à hurler ou à mordre, se croient transformés en loups. Les réactions inhibitoires qu'exercent les impulsions maladives sur les différentes régions de la sphère psychique se traduisent par l'idée d'une influence destructive sur les objets extérieurs, sur l'univers entier.

Ainsi, tandis que les états de dépression motrice simple conduisent au doute et aux négations philosophiques et religieuses, les états d'exaltation suggèrent la croyance aux êtres surnaturels.

Les hallucinations, est-il besoin de le dire ? agissent dans le même sens. Les persécutés hallucinés voient partout autour d'eux des influences mystérieuses et des puissances surnaturelles. Mais il faut prendre garde d'attribuer une influence prépondérante aux phénomènes sensoriels de l'hallucination. Les idées de puissance dérivent toujours d'un phénomène moteur. C'est par l'automatisme que se constituent à côté du moi des puissances ou même des personnalités actives, objectivées dans le monde externe. Le phénomène ne diffère de la possession que par une extériorisation plus complète. Les possédés objectivent l'automatisme en dehors de leur personnalité morale, mais non en dehors de leur personnalité physique. Souvent même leur moi psychologique est envahi et transformé. Les persécutés objectivent l'automatisme dans le monde extérieur, leur personnalité physique et morale est attaquée, mais résiste plus longtemps.

Comment se produit cet automatisme objectivé ? Quelle est la part des éléments sensoriels et moteurs qui le constituent ? C'est là le dernier point que je voudrais aborder.

A l'état normal, nous l'avons vu tout à l'heure, les images mentales comprennent à la fois des éléments sensoriels et des éléments moteurs formant par leur réunion un tout coordonné. D'après les vues des psychologues et aussi d'après les faits cliniques, nous avons essayé d'établir que les idées de force, de cause, de puissance et même d'existence, étaient liées aux éléments moteurs.

Par l'automatisme de ces éléments moteurs incorporés à des images sensibles ou à des idées abstraites, à des mots, se constituent des êtres, des personnalités vivant en quelque sorte d'une vie propre dans le cerveau, comme le moi, mais à côté de lui. C'est là la condition et le mécanisme de cette existence subjective, sur laquelle Auguste Comte a fondé l'un des dogmes les plus poétiques et les plus touchants de son système philosophique et religieux.

Mais ces existences subjectives qui se développent dans le cerveau à côté du moi, sont soumises comme lui aux troubles fonctionnels de l'organe. Elles s'affaissent et s'évanouissent dans les états dépressifs ; elles s'animent, dans les états d'excitation, d'irritabilité morale, d'une activité congénère.

Leur automatisme nocif caractérise tout particulièrement le délire des persécutions. De là les interprétations des malades qui voient tout autour d'eux des intentions ironiques et malveillantes, des puissances acharnées contre leur personne.

Les véritables hallucinations, comme l'enseigne la clinique, n'apparaissent que secondairement, et sont vraisemblablement subordonnées à l'automatisme moteur, à l'exercice involontaire de l'imagination, ainsi que l'ont soutenu les meilleurs observateurs.

Les hallucinations suggérées ne s'expliquent guère que par une réaction intellectuelle. La même influence active est manifeste dans les cas d'hallucinations provoquées par la volonté[33]. Ce que peut la volonté, se produit sans doute bien plus aisément par l'automatisme déjà détaché du moi et adhérent aux images.

Ainsi se poursuit jusque dans ses éléments hallucinatoires le caractère automatique du délire des persécutions. Dans les phases avancées de la maladie, par l'extension et la généralisation du trouble maladif, le moi est atteint à son tour. « On finira par me rendre fou », disent les malades. Les

33. Maudsley, *Pathologie de l'esprit*, p. 395. Parant. Ann. médico-psychologiques. 1882. t. VII, p. 378.

idées de grandeur se produisent par l'envahissement dans la sphère du moi, du même dynamisme qui donne naissance aux idées de force et de puissance extérieure quand il reste limité à la sphère de l'automatisme. La lutte et le conflit n'en persistent pas moins jusque dans les périodes avancées de la maladie. Le délire des persécutions se développe rarement sur un fonds de bienveillance et, seule, la bienveillance universelle peut établir en nous l'harmonie mentale et la paix intérieure.

DEUXIÈME PARTIE

LE CONGRÈS DE BLOIS 1892

VI — Du délire des négations sa valeur diagnostique et pronostique

Rapport par le Dr CAMUSET
Directeur-Médecin de l'Asile des Aliénés de Bonneval
(Eure-et-Loir)

- I -

Dans une communication faite, il y a douze ans, à la Société médico-psychologique sous le titre : Du délire hypocondriaque dans une forme grave de la mélancolie anxieuse[1], Cotard appela l'attention sur une forme délirante particulière, qui n'avait cependant pas jusqu'alors échappé aux observateurs, mais dont on n'avait pas, selon lui, reconnu la réelle importance. Peu après, le même médecin publia une étude plus complète de cette forme délirante particulière qu'il dénomma alors *Délire des négations*[2].

En 1884, M. Séglas fit paraître, sous le titre de Note sur un cas de Mélancolie anxieuse[3], une observation détaillée de Délire des négations de Cotard, accompagnée d'une intéressante analyse psychologique.

---

1. Cotard, *Société médico-psychologique*, Séance du 28 juin 1880.
2. Cotard, « Du Délire des négations », *Archives de neurologie,* n° 11 et 12, 1882.
3. Séglas, *Archives de neurologie*, n° 22, 1884.

La même année enfin Cotard, cherchant à donner une explication physiologique de son délire de négations, supposa qu'il y avait, dans la Mélancolie anxieuse, perte de la vision mentale[4].Puis parut, en 1889, le mémoire de M. Séglas, *Des idées de négation* [5].

Ces cinq documents constituent, croyons-nous, tout ce que nous possédons sur le délire des négations. Nulle part ailleurs il n'est décrit d'une façon spéciale, tout en étant cependant cité parfois, par certains auteurs, comme un élément constituant d'états psychopathiques divers. C'est ainsi, par exemple, que M. Journiac, dans sa thèse inaugurale, exposant deux observations de *Délire hypocondriaque chez des dégénérés,* note l'apparition des idées de négation de Cotard à un certain moment de l'affection[6].

M. Cullerre seul, dans son *Traité pratique des maladies mentales*, consacre quelques lignes au délire des négations, mais il résume seulement très brièvement les idées de Cotard sans les discuter[7].

L'historique du délire des négations est donc des plus simples et des plus restreints, et l'on peut dire que la question en est toujours au point où l'a laissé Cotard il y a douze ans.

Nous devons donc tout d'abord exposer ce que Cotard entendait par son délire des négations et indiquer la place qu'il lui attribuait dans le cadre nosologique. Nous verrons ensuite jusqu'à quel point les documents tirés des observations inédites, que nous avons pu recueillir, confirment les données de notre regretté confrère.

Cotard s'est particulièrement adonné à l'observation des différents états mélancoliques, il a apporté à ses travaux ses grandes qualités de clinicien habile, de psychologue érudit et de chercheur laborieux. Ses descriptions cliniques et ses études psychologiques sont des travaux remarquables, plusieurs resteront comme des modèles d'observation et d'analyse.

---

4. Cotard, « Perte de la vision mentale dans la mélancolie anxieuse », *Archives de neurologie*, n° 21, 1884.
5. Seglas, « Séméiologie et pathogénie des idées de négation », *Annales médico-psychologiques*, 1889.
6. Journiac, *Recherches cliniques sur le Délire hypocondriaque*, Thèse de Paris, 1888, pp. 37 et 38.
7. Cullerre, *Traité pratique des maladies mentales*, p. 219.

Personnellement, nous nous rendons si bien compte de la valeur de l'œuvre de Cotard, dans la partie au moins qui concerne les mélancolies, puisqu'il n'est question ici que de celle-là, que nous osons à peine, et bien timidement, lui opposer quelques critiques. Mais il s'agit en somme, pour nous, d'exposer l'état actuel de la science sur le délire des négations, et les observations inédites que nous résumons plus loin, nous semblent militer en faveur d'opinions qui diffèrent en partie de celles de Cotard. Nous devons au moins le noter. Et puis notre critique devra surtout servir de point de départ à la discussion.

Cette critique, nous pouvons l'exprimer en un mot : Cotard est trop généralisateur. Il a donné des exemples parfaits et il les a soigneusement analysés, nous entendons au point de vue psychologique. Il expose, selon les données de la physiologie cérébrale, la genèse de certains états mentaux morbides, il fait voir les associations naturelles d'idées délirantes particulières et il insiste sur les processus psychiques qui les déterminent. Tout ce qu'il dit est juste et exact, mais pour des cas particuliers seulement et non pour toute une classe nosologique. Mais précisément il généralise ces processus morbides qu'il décrit si bien, et il les applique à toute une classe de malades qu'il désigne sous le nom de mélancoliques anxieux. C'est là, selon nous, de l'exagération, le *Délire des négations* n'est pas une entité.

Dégageons l'opinion réelle de Cotard en poursuivant l'évolution de ses idées dans ses différents mémoires, nous verrons que, pour cet auteur, le délire des négations est une psychopathie comparable au délire des persécutions de Lasègue.

En effet, dans sa première étude : *Du délire hypocondriaque dans une forme grave de la mélancolie anxieuse*, notre auteur donne une observation personnelle, à laquelle il compare cinq observations d'Esquirol, ainsi que plusieurs autres observations de Leuret, de Petit, de Krafft-Ebing, etc... Il discute tous ces cas dont l'analogie est évidente, et il conclut ainsi :

> « La mélancolie anxieuse commune est une forme symptomatique fréquente des vésanies d'accès ou intermittentes ; elle guérit ordinairement. Il n'en est pas de

même lorsque le délire hypochondriaque vient s'y ajouter ; dans ce cas le pronostic est beaucoup plus grave. Cela arrive quelquefois dès le premier accès ; souvent c'est au second, au troisième accès que se développe le délire hypocondriaque, et alors la maladie passe ordinairement à l'état chronique...

« Si cette espèce de lypémanie méritait d'être détachée, on la reconnaîtrait aux caractères suivants :

« 1) Anxiété mélancolique ;

« 2) Idée de damnation ou de possession ;

« 3) Propension au suicide et aux mutilations volontaires ;

« 4) Analgésie ;

« 5) Idées hypocondriaques de non existence ou de destruction de divers organes, du corps entier, de l'âme, de Dieu, etc. ;

« 6) Idée de ne pouvoir jamais mourir ».

Son second mémoire : *Le Délire des négations*, n'est qu'une étude plus complète de cette espèce de lypémanie qu'il croit décidément devoir isoler.

Lasègue, dit-il, a détaché des diverses formes de mélancolie le Délire des persécutions, dont l'étude a été complétée depuis lui, et qui est aujourd'hui une des entités psychopathiques les mieux connues. – En ce qui concerne les autres variétés du délire mélancolique, nos connaissances sont bien loin de cette perfection relative. « Je me propose, dans ce mémoire, d'exposer une évolution délirante spéciale, qui me paraît appartenir à un assez grand nombre de ces mélancoliques non persécutés, plus particulièrement aux anxieux, et reposer surtout sur des dispositions négatives très habituelles aux malades ».

En tout son mémoire est consacré à exposer comparativement l'évolution du délire des persécutions, d'une part, et l'évolution du délire des négations, d'autre part. Il insiste sur les différences fondamentales qui existent entre ces deux maladies mentales qu'il oppose l'une à l'autre à toutes les périodes de leur évolution.

Les persécutés ne sont jamais réellement négateurs, tandis que la mélancolie s'accompagne toujours plus ou moins de dispositions négatives, et l'auteur expose les caractères fondamentaux des états mélancoliques en général. Mais il faut lire dans le texte la remarquable analyse de l'état mental des mélancoliques des premières aux dernières périodes de leur affection. Il suit pas à pas les modifications psychiques du sujet, et il le montre naturellement timide, sans confiance en soi-même, plus sévère pour lui que pour les autres. Même les mélancoliques dits sans délire présentent déjà une forme négative évidente. Ils ont honte de leur personne, ils se désespèrent parce qu'ils ne pourront jamais retrouver leurs facultés perdues, ils n'ont plus de cœur, ils n'aiment plus leurs parents.

En forçant les traits de cette hypocondrie morale, on arrive aux idées de ruine, de culpabilité, de damnation, qui sont en sommes des idées de négation.

Quant au délire des négations véritable, il a son origine, soit dans la mélancolie avec stupeur, soit dans la mélancolie anxieuse. Ces deux états, malgré la différence de leurs manifestations extérieures, sont analogues au fond. C'est l'anxiété qui les caractérise. Quand il est constitué, il porte soit sur la personne du malade, soit sur le monde extérieur. Les sujets manifestent des idées de destruction ou d'absence de certains organes, ils disent qu'ils n'ont pas de père, pas d'enfants, qu'il n'y a plus d'hommes, etc... C'est, en réalité, le délire hypochondriaque décrit dans le premier mémoire.

Les persécutés eux aussi présentent bien du délire hypochondriaque, mais quelle différence entre leur délire et celui des anxieux. L'hypocondrie des anxieux porte le cachet de l'humilité, ils sont répugnants, ignobles, pourris, damnés. Les persécutés, au contraire, ont en général une fort bonne opinion d'eux-mêmes, ils s'en prennent aux influences extérieures des souffrances qu'ils éprouvent, des maladies dont ils sont atteints. L'anxieux lui, trouve en lui-même la cause de toutes ces influences nuisibles.

Plus tard, alors que le persécuté devient mégalomane, le négateur, lui, devient damné, possédé. Il n'existe plus, ou au contraire il est immortel, il ne doit pas, il ne peut pas mourir. Enfin la démence vient clore la scène. Mais cette idée d'immortalité n'est pas une idée mégalomaniaque comparable aux idées de grandeur des persécutés. C'est un délire d'énormité de nature mélancolique.

Le malade ne mourra pas, mais il gémit sur son immortalité qui n'est qu'une douleur de plus ajoutée à toutes ses autres souffrances. Il ne doit pas mourir, il souffrira pendant l'éternité.

Il y a, paraît-il, mais très rarement, des exceptions à cette règle ; l'anxieux négateur arrive parfois à la mégalomanie vraie. L'auteur note ces rare exceptions dans un autre mémoire sur lequel nous reviendrons plus loin : Le délire d'énormité.

Nous pensons devoir, afin de n'oublier de mentionner aucun des caractères assignés par Cotard au délire des négations, reproduire en partie au moins le résumé qu'il donne des symptômes et de la marche de cette affection mentale. Car, nous le répétons, pour lui le délire des négations est bien une maladie mentale particulière, une entité nosologique définie. Pour ne laisser aucun doute sur le bien-fondé de notre appréciation, nous copions dans son mémoire le passage suivant :

> « Ce ne serait pas assez d'une rapide description du délire des négations et de ses différentes formes, pour faire de ce délire une espèce particulière de mélancolie. Je voudrais montrer que, conjointement à ce délire, il existe de nombreux symptômes étroitement associés entre eux, de manière à constituer une véritable maladie distincte par ses caractères et son évolution ».

Voici l'énumération complète de tous les symptômes du délire des négations avec l'indication des principales différences qui existent entre eux et les symptômes du délire des persécutions.

Au début, on observe surtout l'hypocondrie morale, les malades deviennent incapables, ils perdent leurs facultés...- Avec l'inquiétude, ce sont les préoccupations hypochondriaques d'ordre physique qu'on trouve ordinairement au début du délire des persécutions.

Puis surviennent de l'anxiété, des gémissements. Les malades sont des types de mélancolie anxieuse. D'autres tombent en stupeur, quelques-uns présentent des alternatives de stupeur et d'agitation mélancolique.

Les malades ont un délire franchement mélancolique, ils manifestent des idées d'incapacité et de culpabilité. Ils sont indignes, damnés, on va les guillotiner, ils l'ont bien mérité. –

Les persécutés rapportent toutes leurs souffrances à des influences extérieures, ils se vantent plutôt de leur force de résistance et de pouvoir supporter les maux dont on les accable.

Les négateurs se suicident souvent, ils se mutilent. Ils deviennent rarement homicides. – Les persécutés au contraire tuent souvent et deviennent rarement suicidistes.

Chez les négateurs on constate fréquemment l'analgésie.

Chez eux, les hallucinations de l'ouïe manquent souvent, quand elles existent, elles sont confirmatives des idées délirantes, en sorte qu'on ne note pas de dialogues entre eux et des interlocuteurs invisibles. Les hallucinations de la vue sont au contraire fréquentes. On voit la différence qui existe, sous le rapport des troubles sensoriaux, entre eux et les persécutés.

A ce moment, l'hypochondrie physique se manifeste par des idées d'absence et de destruction d'organes et de viscères, par la transformation de la personnalité, par des idées d'immortalité. Certains malades croient qu'ils sont morts, qu'ils n'existent plus. D'autres ne parlent d'eux qu'à la troisième personne. Les persécutés présentent bien aussi, à un certain moment, de l'évolution de leur affection, des idées hypochondriaques, mais des idées hypocondriaques psychiques. On leur prend leurs pensées, on les rend idiots.

Puis les idées de négation se portent sur le monde extérieur, les sujets n'ont plus de parents, plus de famille. Ils nient tout, il n'y a plus d'âme, plus de Dieu.

Les négateurs présentent aussi de la folie d'opposition qui constitue, pour ainsi dire, la manifestation extérieure du délire des négations. Les sujets s'opposent de toutes leurs forces à tout ce qu'on veut leur faire faire.

Les négateurs refusent fréquemment de manger, mais leur refus est total et il est la conséquence de leurs idées de ruine et d'indignité. Les persécutés refusent aussi assez souvent les aliments, mais c'est un refus partiel, ils craignent d'être empoisonnés, alors ils refusent certains aliments mais ils acceptent ceux dont ils ne se méfient pas.

Enfin, la marche du délire des négations est d'abord franchement intermittente et ensuite continue. Le délire des persécutions a une marche remittente, ou continue avec paroxysmes.

Le délire des négations devenu chronique se systématise de plus en plus, et son dernier terme est la démence. Il évolue continuellement, et c'est sa caractéristique, sur un fond d'anxiété gémissante, mais il arrive souvent que, dans les cas de chronicité avancée, il survive en quelque sorte aux troubles généraux du début ; les malades alors, déjà en démence, ne présentent plus ni dépression ni agitation anxieuse manifestes.

Nous devons maintenant passer à un autre travail de Cotard intitulé : Le Délire d'énormité, dans lequel il est aussi question des périodes avancées du délire des négations. – L'auteur y défend cette proposition que le délire d'immortalité n'est pas un délire mégalomaniaque, mais qu'il est bien un délire mélancolique. « A une période plus ou moins avancée, dit-il, du délire anxieux, se produit souvent une pseudo-mégalomanie caractérisée principalement par des idées d'immortalité, d'immensité, etc. », pseudo-mégalomanie qu'il propose de désigner sous le nom de délire d'énormité.

Mais enfin il existe des cas, très rares il est vrai, ou le délire d'énormité se transforme lui-même en véritable délire des grandeurs. Ces cas exceptionnels, l'auteur les explique en philosophe. Il faudrait peu connaître l'esprit humain, dit-il, pour ne pas prévoir que là encore l'amour-propre finira par trouver son compte. L'idée d'énormité, le sentiment d'une puissance malfaisante, mais surhumaine, s'accorde mal avec l'humilité vraie. C'est en somme, dirons-nous, le monstre au physique qui en arrive à être fier de son horrible difformité et qui l'exhibe avec complaisance.

Mais il faut surtout noter que l'observation clinique vient parfois démontrer la réalité de la transformation en question et confirmer ainsi la théorie philosophique.

Quelle est la marche du délire des négations, à quel âge apparaît-il, quel est son pronostic, quels caractères le distinguent des vésanies voisines ? Toutes ces questions sont traitées dans le second mémoire, du *Délire des négations*, elles le sont aussi dans l'étude intitulée : *Sémiologie et pathogénie des idées de négations*, dont l'auteur, M. Séglas, se rallie sur presque tous les points à la doctrine de Cotard.

Si nous avons réussi à dégager la pensée exacte de Cotard sur la marche et sur le pronostic du délire des négations, voici l'opinion de cet auteur sur ces deux points.

Les négateurs sont, dès avant le début de leur affection, des sujets à caractère timide, taciturne, scrupuleux.

Chez les individus ainsi prédisposés, le délire des négations peut se déclarer de plusieurs manières. Quelquefois brusquement, à l'âge moyen de la vie, il peut alors évoluer et guérir ensuite complètement, les malades se réveillent d'un rêve, mais les rechutes sont probables, car le délire des négations se rattache aux vésanies d'accès ou intermittentes et à la folie circulaire. Comme ces dernières, après un certain nombre de rechutes, il tend à s'établir définitivement sous une forme plus ou moins remittente.

Mais le plus souvent il n'apparaît pas dès le premier accès de mélancolie anxieuse, il se greffe sur un des accès suivants, le second, le troisième.

Cotard insiste beaucoup sur le caractère d'intermittence qui se retrouve même dans les cas incurables par des réveils de courte durée où il semble que les malades aient retrouvé leur lucidité entière.

Le pronostic (de l'accès) est surtout fâcheux quand on voit diminuer l'intensité du trouble mélancolique général et que les idées délirantes persistent au même degré. Les malades arrivent alors au délire négatif systématisé et ils présentent dans la plupart des cas la folie d'opposition de Guislain, dont le pronostic est des plus fâcheux.

Un caractère qui différentie bien les négateurs des autres héréditaires consiste en ce que, chez les premiers, il y a développement exagéré des mêmes qualités morales dont l'avortement, chez les autres héréditaires, explique la vie désordonnée. Nous soulignons les mots autres héréditaires, qui existent dans le texte, ils indiquent que, pour l'auteur, la folie des négations se rattache à l'hérédité vésanique.

Nous terminons ici cet exposé en notant la séméiologie du délire des négations telle que Cotard l'a exposée.

1) Le délire des négations se présente à l'état de simplicité, il se rattache ordinairement alors aux vésanies intermittentes ;

2) Il est symptomatique de la paralysie générale ;

3) Il s'associe avec le délire des persécutions.

– Enfin il évolue parfois sur un fond hystérique.

Le délire des négations symptomatique de la paralysie générale est bien connue depuis Baillarger, qui l'a signalé pour la première fois. (Folie paralytique, forme hypochondriaque).

Pour le délire des négations à l'état de simplicité, Cotard en rapporte huit observations ayant toutes trait à des cas chroniques. Ce sont naturellement des cas typiques puisqu'ils sont choisis comme des exemples par l'auteur lui-même.

Quant au délire des négations associé au délire des persécutions, Cotard en donne deux observations. Ce sont des cas dans lesquels les idées de négation et de persécutions sont réellement combinées ensemble. Dans la première, le délire des persécutions tend à la fin à remplacer le délire des négations.

Au début de ce rapport, en énumérant les études publiées jusqu'à présent sur le délire des négations, nous avons mentionné un mémoire de Cotard paru dans les *Archives de neurologie* (la perte de la vision mentale dans la mélancolie anxieuse. – Dans ce travail, l'auteur demande s'il ne serait pas légitime de rapporter à la perte progressive de la vision mentale l'altération, et ensuite l'abolition des sentiments affectifs, symptômes qu'on observe dans la mélancolie et dans le délire des négations, mais il se borne à poser cette question qui ne peut être résolue, d'une façon satisfaisante, que par l'anatomie pathologique.

Nous avons terminé la première partie de notre tâche, mais avons-nous réellement réussi à présenter d'une façon complète et exacte les idées de Cotard ? – Nous avons fait de notre mieux, et en tout cas, si nous avons commis quelques erreurs d'interprétation, si nous avons fait quelques oublis, il est certain que, pendant la discussion qui va s'ouvrir, ces erreurs seront relevées et ces oublis réparés.

- II -

Cotard a généralisé certains faits cliniques qu'il a observés, et il a conclu à la réalité d'une maladie mentale spéciale. Les observations cliniques recueillies depuis viennent-elles à l'appui de sa manière de voir ? Le seul moyen, pour trancher la question, consiste à réunir le plus possible d'observations de malades ayant manifesté des idées de négation. On verra si les conclusions tirées de cet ensemble de faits nouveaux se confondent avec celles de notre auteur.

Personnellement, nous ne possédions guère d'observations d'aliénés négateurs, mais nous avons eu recours à la bienveillance de nos collègues, et nous avons pu réunir ainsi plus de trente cas d'affections mentales présentant toutes, à des degrés divers, des idées hypocondriaques de négation.

Nous remercions particulièrement MM. Cullerre, Régis, Charon, Schils, Ramadier, qui ont bien voulu répondre à notre appel, et qui nous ont communiqué leurs observations.

Mais puisqu'il s'agit ici de tâcher d'établir sur un état mental peu étudié encore, sauf bien entendu par l'auteur qui le premier a attiré l'attention sur ce point de la psychiatrie, il n'est pas sans intérêt de faire connaître une réponse qui nous a été faite par plusieurs des collègues auxquels nous nous étions adressés. – « J'ai bien souvent noté des idées de négations, et dans des états phychopathiques divers, mais je n'ai jamais (ou je n'ai presque jamais), rencontré le type Cotard ».

Comme document, cette appréciation générale émise par des aliénistes, qui tous ont une grande expérience des malades, ne manque pas de valeur. – Les idées délirantes de négation ne sont pas rares, mais le type délirant de Cotard, avec ses symptômes complets et l'ordre de succession de ces derniers, s'observe rarement. – Telle est la donnée qui semble se dégager tout d'abord.

Nous allons résumer successivement toutes les observations qui nous ont été communiquées et que nous avons pu recueillir, ou plutôt, nous les indiquerons, ne notant que les points essentiels et qui se rattachent à notre sujet. Quelques-unes de ces observations sont absolument calquées les unes sur les autres, pour éviter les longueurs, nous ne retiendrons qu'une seule d'entre elles. Nous nous efforcerons enfin d'être concis, afin d'abréger le plus possible notre rapport.

Nous commencerons par les cas qui se confondent avec ceux de Cotard ou qui se rapprochent beaucoup d'eux.

1) Observation bien connue de M. Séglas, elle se confond avec les observations de Cotard. – Nous copions seulement le résumé de l'auteur : Femme, 38 ans, héréditaire. Convulsions dans l'enfance. – Deux accès de mélancolie. – Hallucinations. – Troubles de la sensibilité générale. – Six tentatives de suicide. – Impulsions à l'homicide – Anxiété mélancolique. – Idées de damnation et de possession, d'immortalité. – Propension au suicide et aux mutilations volontaires. – Analgésie. – Idées hypochondriaques de destruction et de non existence d'organes. – Idées de négation : Elle n'a pas d'âme. La religion n'existe pas. Les prêtres ne sont pas des prêtres.

M. Séglas a bien voulu nous écrire que, contrairement à toutes les prévisions, cette malade avait fini par guérir de son accès vésanique. Pour cet auteur, c'est là un cas de mélancolie anxieuse à forme grave spéciale, mais il ne pense pas nécessaire de créer, pour les faits de ce genre, une espèce pathologique distincte.

En réalité, cette malade a eu un premier accès de mélancolie qui a guéri en quelques mois, puis elle est restée environ dix ans bien portante. Elle est redevenue aliénée après ce long laps de temps. Depuis, jusqu'à l'époque à laquelle elle fut confiée à notre savant confrère, elle n'a pas cessé de délirer, tout en ayant quelques périodes de semi-rémission qui permettaient de la faire sortir, pour quelque temps, des maisons de santé. Son dernier accès de mélancolie fut donc très long et sa guérison en est d'autant plus remarquable. Mais en cela, cette malade s'écarte du type de Cotard : après un accès de mélancolie anxieuse avec délire des négations, d'une durée de plus de quatre ans, la chronicité eût dû s'établir irréparable.

En somme cette dame, héréditaire, à cerveau invalide, nous semble devoir rentrer dans la classe des délirants dégénérés intellectuels. Pendant le cours de ses accès délirants, elle présenta de l'angoisse, de l'impulsion au suicide, et même de l'impulsion à l'homicide ; il lui fallut toute son énergie pour résister à cette dernière.

2) Femme, 37 ans, pas d'hérédité, caractère naturellement gai. Pas d'accès antérieur d'aliénation mentale.

L'accès se déclare à la suite d'un chagrin profond causé par la perte d'une nièce que la malade avait adoptée. – Délire mélancolique avec anxiété. Idées de ruine, de culpabilité : elle est ruinée, perdue, maudite, elle est la cause de la mort de sa nièce. Idée de damnation : elle a perdu la religion, compromis les sœurs, elle est damnée. – Hallucinations de la vue : elle voit des diables et des monstres.

En même temps, idées de négations ; elle n'a plus de chair, elle n'a plus rien que des nerfs. Elle n'a plus rien dans le ventre, ses viscères sont déplacés.

Quelques jours après, on constate des idées d'immortalité combinées avec les idées de négation : elle ne mourra jamais, elle souffrira toujours et pendant l'éternité. Il n'y a plus de paradis, plus de sœurs de charité, plus rien. Tout est changé dans le monde, il n'y a plus rien à la place... « Il n'y a plus de bon Dieu, je l'ai détruit moi-même et je suis damnée ».

Après une durée d'un mois environ, cet accès mélancolique anxieux se calme un peu, peut-être sous l'influence de la morphine à forte dose, mais à mesure qu'il se calme, il s'établit une dyspnée de plus en plus violente. A ce moment (un mois environ après le début), l'angoisse et les idées délirantes ne surviennent plus qu'à certains intervalles et par accès. La malade s'occupe un peu.

Malheureusement l'observation est incomplète elle se termine là, la malade est toujours en traitement à l'asile. – (Extrait d'une observation de M. Cullerre).

Nous trouvons dans ce cas les symptômes du délire des négations, mais toutes ces idées délirantes de ruine, de culpabilité, d'immortalité, de négation, etc... se manifestent en bloc et pêle-mêle dès le début de l'accès, ce qui n'arrive pas, croyons-nous, dans le délire typique des négations.

3° La malade est âgée aujourd'hui de 68 ans. Pas de renseignement sur ses ascendants. Elle a un fils qui a été atteint de mélancolie avec conscience, et une fille très débile. Il y a 30 ans elle a eu un premier accès de folie dont elle a guéri.

Cet accès s'est présenté d'emblée sous forme de mélancolie anxieuse avec délire des négations. La malade disait qu'elle était en pierre, qu'elle était une statue, qu'elle n'avait pas d'organe comme les autres femmes, qu'elle ne pouvait pas mourir, qu'elle était condamnée à l'immortalité. Elle exprimait la chose en disant que sa mère enceinte d'elle avait été troublée par la vue d'une statue de cire, et qu'elle avait accouché d'une statue. L'accès était accompagné de refus d'aliments.

Après ce premier accès, la malade resta bien portante pendant dix ans. A ce moment, nouvel accès sous la même forme et guérison. Pour ainsi de suite depuis cette époque, les accès tendant de plus en plus à se rapprocher. C'est aujourd'hui le sixième.

Dans chaque accès, la malade manifeste toujours les mêmes idées. Elle est en pierre, elle ne doit pas mourir, ce qui la désole, aussi ne fait-elle plus de tentatives de suicide les considérant comme inutiles. – Elle ne peut donc pas disparaître, mais elle voudrait être oubliée, abandonnée, et qu'on ne s'occupât plus d'elle. Comme elle est en pierre et incassable, il lui arrive de se laisser tomber lourdement sur le plancher. Elle trouve réponse à tout sans abandonner son idée qu'elle est une statue. Elle a accouché, c'est vrai, mais c'est parce qu'on lui avait mis un double ventre au devant de sa matrice inerte. – Sa tête est damnée et possédée du diable. – Quelques illusions de la vue, mais pas d'hallucination. La sensibilité à la douleur est émoussée.

La très intéressante observation, dont nous avons extrait ce qui précède, nous a été communiquée par M. Régis, qui la complète par les justes réflexions suivantes : « Cette observation est un type de délire des négations tel que l'a décrit Cotard, et on y trouve tous les éléments signalés par cet auteur comme caractéristiques : forme intermittente ou par accès de la maladie, anxiété mélancolique, propension au suicide et aux mutilations volontaires, analgésie, idées hypochondriaques de non existence d'organes, du corps tout entier, de l'âme, de Dieu, idée d'immortalité, etc. La seule différence à signaler est que le délire de négation et d'immortalité est apparu dès les premiers accès, tandis que Cotard le donne comme plus ou moins tardif, comme symptomatique de certaines mélancolies passées à l'état chronique ».

4) Femme, 39 ans, pas d'hérédité vésanique d'après les renseignements fournis par la famille, mais la malade présente plusieurs stigmates physiques de dégénérescence. Aucune affection sérieuse jusqu'à l'âge de 36 ans. A cet âge apparaît, sans cause appréciable, un premier accès vésanique caractérisé par de la dépression mélancolique et de la tendance au suicide. Guérison complète après deux mois.

L'accès suivant, nouvel accès de mélancolie, est caractérisé par de l'anxiété, des idées hypochondriaques : elle n'a pas de gorge, pas de membres, plus rien ; par l'idée qu'elle est immortelle : elle n'a pas de corps et cependant elle ne mourra pas ; par des idées de suicide, elle avale des épingles. – Ce second accès s'améliore progressivement, et la malade sort de l'asile complètement guérie.

Nouvel accès en 1892 nécessitant une troisième admission à l'asile. Ce nouvel accès ressemble absolument au précédent. – Remarquer qu'on ne constate pas d'idées de négation portant sur le monde extérieur. – Anesthésie de toute la surface cutanée. Hallucination de l'ouïe. Elle dit que sa vue est perdue et qu'elle voit noir.

Cet accès était en voie de décroissance à l'époque où l'observation nous a été communiquée. (Résumé d'une observation prise par M. Charon dans le service de M. E. Cortyl, à l'asile de Bailleul).

C'est là un cas qui présente tous les caractères assignés par Cotard au délire des négations.

5) Nouveau cas à ajouter à ceux du délire de négation tel que Cotard l'a décrit et dont il ne diffère qu'en un point, l'accès unique passe vite à la chronicité.

Homme, 49 ans, hérédité vésanique chargée. Accès mélancolique ayant débuté en 1887 à la suite de pertes d'argent.

Au début une tentative de suicide, puis idées de ruine et de culpabilité. D'autres tentatives de suicide à la suite d'excès de boissons.

Entrée à l'asile en 1888 avec anxiété, gémissements. On va l'écorcher vivant, le jeter aux bêtes féroces. Il l'a bien mérité, il est un grand coupable, etc.

Six mois après l'admission, apparition des idées de négation et des idées d'immortalité. Il doit vivre éternellement et toujours souffrir. Il n'a plus de sang dans les veines. Ensuite extériorisation des idées de négation : Vous croyez que vous existez, vous autres ? C'est une chimère. Tout est chimère. Rien n'existe que moi, et je durerai toujours. – Refus fréquents de manger et nouvelles tentatives de suicide.

Le malade demeure dans le même état jusque vers la fin de 1889, époque à laquelle on le perd de vue, sa famille l'ayant retiré de l'asile. (Extrait d'une observation communiquée par M. Ramadier).

6) Femme, 45 ans environ à l'époque du début de l'affection. Antécédents héréditaires mal connus, mais très suspects.

Début brusque par de la mélancolie anxieuse avec idées hypocondriaques et idées de négation. Ce début remonte aujourd'hui à une quinzaine d'années.

La maladie a toujours suivi une marche continue avec paroxysmes irréguliers. – Elle a toujours présenté et elle présente encore les caractères du délire des négations.

Mme X..., une petite femme maigre, se tient constamment couchée sur sa chaise longue, les jambes fortement fléchies sur les cuisses et ces dernières sur le ventre. Il est impossible de lui faire modifier cette attitude, elle jette des cris déchirants si l'on cherche à allonger les membres inférieurs. – Elle est pourrie, perdue, elle n'est plus qu'un « petit lambeau de chair pourrie ». Pour le prouver, elle montre ses bras, sa langue, sa poitrine. « Vous voyez, qu'est-ce que tout cela ? – Rien, un petit lambeau de chair pourrie. – Elle est destinée à souffrir toujours et à ne jamais mourir. « Si on pouvait la brûler, ce serait le seul moyen de la détruire, et encore ? – Sa tête est une fausse tête, sa bouche une fausse bouche.

On ne constate qu'une légère diminution de la sensibilité cutanée. Pas de troubles sensoriels, pas d'hallucinations.

Notez qu'on ne trouve pas d'idées de possession.

Cette malade qui appartient à la classe élevée de la société, est restée très intelligente malgré l'ancienneté de son affection. On peut causer avec elle pendant quelque temps de sujets quelconques, littérature, musique..., sa conversation est intéressante et spirituelle. Mais tout à coup elle l'interrompt pour se plaindre, se lamenter, redire ses phrases habituelles : Je ne suis qu'un petit lambeau de chair pourrie, je voudrais qu'on me brûlat, etc... – Elle est en outre remarquablement mauvaise pour ses domestiques, elle les calomnie, elle les bat et les égratigne.

Le cas n'est pourtant pas tout à fait pur. Il existe des idées de persécutions véritables, qui sont en parties masquées par les idées mélancoliques. Bien des souffrances, bien des tracas qu'elle éprouve, n'ont pas leur raison d'être en elle-même, elle subit aussi l'influence de causes nocives extérieures. Quoiqu'il en soit, on voit quels rapports étroits existent entre cette malade et les délirants négateurs de Cotard. (Extrait d'une observation de M. Schils).

7) Femme, 49 ans, en période de ménopause. Antécédents héréditaires inconnus. Chagrins et perte d'argent, à la suite éclate un accès de délire mélancolique.

Au début, anxiété, hallucinations de la vue et de l'ouïe. Les voix lui donnent des ordres auxquels elle obéit, et c'est la raison de plusieurs tentatives de suicide.

Ensuite, idées de culpabilité et d'indignité. Elle voit le diable entrer par la fenêtre et la sainte hostie tomber dans sa chambre, elle est damnée. Elle a fait une mauvaise communion.

Plus tard apparaissent des idées hypochondriaques : elle n'a plus de pieds, plus de corps. On lui a brûlé son corps.

Elle devient gémisseuse, les idées hypocondriaques se combinent avec les idées de ruine et d'indignité, et aussi avec l'idée de non existence. Elle n'est plus Madame X..., Madame A... n'existe plus.

La malade devient tuberculeuse et succombe aux progrès de la phtisie pulmonaire. Son délire persiste jusqu'à la fin, les hallucinations de la vue et de l'ouïe restent également intenses jusqu'à sa mort. – L'accès durait depuis deux ans et demi quand la mort est survenue. (Extrait d'une observation de M. Cullerre).

8) M. X..., instituteur, 47 ans, pas de renseignements sur les ascendants, un frère mort paralytique.

Début progressif par des préoccupations hypocondriaques avec angoisse, crainte d'empoisonnement, idée de sortilège.

Le tout survient par accès, dans les intervalles le malade se rit de ses idées baroques.

Puis surviennent des hallucinations de l'ouïe, en même temps que les idées délirantes s'accentuent et deviennent continues. – Il a avalé le venin du sorcier, il est ensorcelé.

Nouvelles idées hypocondriaques, il est bouché, ses boyaux sont déplacés.

Brusquement, apparition des idées mégalomaniaques franches. Il va faire de grandes chose. Il est chargé par sainte Anne de convertir les peuples. Mais les idées hypochondriaques ne disparaissent pas pour cela, car il rend du venin de sorcier, des crapauds, des vipères, et à certains moments il est damné et venu au démon.

Quelques temps après, il a perdu sa personnalité, il vit de la vie d'un autre.

Cette combinaison d'idées délirantes multiples persiste, accompagnée d'angoisse, pendant quatre mois. Puis le calme s'établit progressivement, les idées délirantes s'effacent petit à petit et la guérison finit par s'établir complète (mai 1883). – Pas de troubles intellectuels d'aucune sorte depuis cette époque, depuis neuf ans passés par conséquent. M. X... a repris, sans les interrompre, ses anciennes fonctions de secrétaire de mairie.

Nous trouvons, chez ce malade, la combinaison des idées délirantes signalée par Cotard, mais nous trouvons aussi du véritable délire de grandeur, chose qui rend le cas très notable. La marche de l'affection diffère aussi beaucoup de celle du véritable délire des négations. (Résumé d'une observation de M. Cullerre).

9) Cette observation est d'un haut intérêt. On y trouve le délire des négations et certaines de ces infirmités intellectuelles dénommées syndromes épisodiques.

Une femme à tare héréditaire lourde (mère morte aliénée, plusieurs ascendants morts aliénés, plusieurs collatéraux aliénés), est d'abord traitée, dans une maison de santé de Paris, pendant deux ans, pour de « la folie du doute » et pour un « état anxieux ». Elle entre ensuite à l'asile de Bailleul, en novembre 1891.

Cette malade présente, à ce moment, avec un délire mélancolique complexe, plusieurs de ces psychopathies dénommées syndromes épisodiques de la folie héréditaire.

Ainsi elle a des idées obsédantes et angoissantes d'ordre mystique et de la folie du doute. Le délire mélancolique est caractérisée par des idées délirantes diverses : Elle ne sait plus aimer, elle est une grande coupable, elle est ruinée. Idées de négation : Elle n'est plus rien, la famille, le monde n'existent plus. Autour d'elle, c'est le néant. Elle n'a plus de sensation. – Idées de suicide, refus d'aliments.

Plus tard, idées d'indignité et de damnation. Elle a eu commerce avec le démon. Elle ne guérira jamais.

Enfin l'anxiété diminue. – L'observation se termine à ce moment (avril 1892). (Extrait d'une observation de M. Charon. Service de M. E. Cortyl, asile de Bailleul).

10) Mme B.., 52 ans, en voie de ménopause, antécédents héréditaires mal connus, est prise d'un accès de mélancolie sans cause déterminée, il y a quatre ans.

Depuis cette époque, l'état mental de la malade est complètement stationnaire. La malade est un type de gémisseuse. Aussitôt qu'on la regarde elle gémit bruyamment et répète toujours les mêmes plaintes : Je suis perdue, c'est ma faute, j'ai fait mourir mon enfant, je suis une mauvaise mère. On va me couper le cou...

Si on veut la consoler en lui disant qu'elle n'a jamais commis de crime, que son enfant vit toujours et qu'il est actuellement un homme robuste et bien portant ; elle gémit davantage encore, et elle affirme en se frappant la poitrine qu'elle est indigne, qu'elle a fait mourir son enfant, etc. – Chose bizarre, si l'on entre dans ses idées et si on lui dit, qu'en effet, elle est une mère dénaturée, une criminelle infâme, et qu'on va la guillotiner, de suite elle se défend : Ce n'est pas vrai, je n'ai jamais fait de mal à personne, j'aime mon enfant, c'est atroce de me vouloir tuer. – Et toujours depuis quatre ans, nous avons observé cette même contradiction.

Depuis quatre ans également, c'est-à-dire depuis le commencement de l'accès, on constate des idées de négation. Elles portent, non sur la maladie elle-même, mais sur l'entourage de celle-ci. D'abord elle n'a plus d'enfant, puisqu'elle l'a tué, mais elle n'a plus de mari, plus de famille, elle n'aime plus personne. Son mari étant venu la voir, elle affirmait qu'elle voyait bien « l'apparence de son mari », mais que ce n'était pas véritablement son mari.

11) Femme, 56 ans, héréditaire. Cette malade a toujours été intelligente, sérieuse et pondérée, peu communicative cependant et d'un caractère concentré. Elle a bien supporté de nombreuses peines et de nombreux chagrins. – Le délire éclate après une période de tristesse d'une certaine durée par une tentative de suicide.

A partir de cette manifestation extérieure de la vésanie, la malade présente les signes d'un délire mélancolique anxieux. L'anxiété se manifeste extérieurement par la répétition d'une même geste accompagné toujours de la même phrase. La malade tiraille sa lèvre supérieure en répétant : « Il faut tomber », ce qui, pour elle, veut dire : il faudrait disparaître. – Culpabilité imaginaire, terreurs non motivées, périodes de refus d'aliments.

Plus tard les idées délirantes ont pris le caractère hypochondriaque des négations et la malade en est arrivée à ne plus vouloir bouger de son fauteuil. En effet, elle n'a plus de tête, plus de bras, plus de corps, enfin elle est morte. – A toutes les demandes elle répond par des négations. – (Résumé d'une observation de M. Régis).

M. Régis termine son observation par les réflexions suivantes : Le délire des négations n'est apparu que longtemps après le début de la maladie, et lorsqu'elle était déjà passée à l'état chronique, ce qui rapproche l'observation de celles de Cotard. En revanche, la physionomie du délire tend plutôt à éloigner le cas du type du délire des négations. On ne trouve, en effet, ni l'idée de damnation ou de possession, ni surtout l'idée pénible d'immortalité. Enfin la maladie ne s'est pas présentée sous forme d'accès intermittents.

12) Homme, 67 ans, hérédité névropathique probable mais non certaine.

Début : Mélancolie aiguë avec idées de culpabilité et de ruine et tendance au suicide. Refus d'aliments.

Plus tard, s'éveille cette idée qu'il doit quatre millions, et quelques temps après, ce dont des milliards dont il est redevable envers la maison de santé où il est soigné. Il ne veut plus manger pour ne pas augmenter sa dette.

Enfin le malade s'affaiblit de plus en plus et tardivement, il présente quelques idées de négation : Il est mort, sa femme n'est pas sa femme. Mais ces idées ne sont pas très fixes, le délire enfin n'est pas systématisé.

L'intérêt de cette observation réside surtout en la manifestation de l'idée délirante d'énormité, laquelle est bien une idée mélancolique, une idée de richesse à rebours, selon l'expression de l'auteur. (Extrait d'une observation de M. Régis).

13) Femme, 53 ans, antécédents héréditaires mal connus, plusieurs épileptiques parmi les ascendants et les collatéraux, elle-même aurait eu, dans sa jeunesse, quelques attaques convulsives. Pas d'accès d'aliénation jusqu'en 1889.

Elle est atteinte au commencement de cette année 1889, d'un accès de mélancolie avec anxiété, gémissements, hallucinations de l'ouïe, idées de culpabilité et idées de négation. Elle a commis nombre de crimes, elle a voulu se suicider, elle a même voulu tuer son mari. (Le fait est exact).

L'affection reste d'abord stationnaire, puis avec le temps, passe à la chronicité. Alors l'angoisse diminue ou disparaît même, la malade est tranquille, elle ne gémit pas, mais elle manifeste toujours des idées d'impuissance et de négation. Elle n'est plus bonne à rien, il est inutile qu'elle essaie de travailler, elle ne réussirait pas. D'ailleurs il n'y a plus rien, plus de commerce, plus de vie. Sa tête est vide, il n'y a plus de pensée dedans. Les idées de culpabilité persistent également : Dieu ne lui pardonnera pas ses fautes, elle a commis trop de crimes. (Résumé d'une observation de M. Charon, service de M. E. Cortyl).

On voit qu'il y a, entre cette observation et les observations de Cotard, de nombreux points de ressemblance. On y retrouve l'association, non pas complète, mais au moins partielle des idées délirantes rassemblées par cet auteur dans son type du délire des négations, mais on y voit aussi que sous bien des rapports le cas relaté ici diffère du type. Cette remarque peut s'appliquer à la plupart des observations que nous résumons dans ce mémoire.

14) Il s'agit d'une folie sénile à forme mélancolique grave.

Femme, 70 ans, hérédité inconnue, excès alcooliques anciens, attaque d'apoplexie.

Cette femme était naturellement emportée, brutale et méchante. Depuis son attaque son exaltation s'est accrue.

Elle courait les rues la nuit, et malgré son âge, provoquait les hommes. Elle accusait les gens qui l'approchaient de vouloir la tuer, voyait des précipices, des voitures qui allaient l'écraser. Elle voyait aussi le diable. On dut enfin la placer à l'asile de la Roche-sur-Yon.

Dès son entrée on constate de l'agitation et un délire hypocondriaque intense : on lui introduit des millions de bêtes dans la bouche. – L'agitation est permanente, mais elle présente des exacerbations pendant lesquelles l'anxiété est extrême, la malade pousse des cris épouvantables : elle a l'immensité dans la tête, elle croit qu'on veut la tuer, ensuite elle dit qu'elle sait bien qu'elle ne doit jamais mourir et qu'il faut qu'elle souffre toujours.

Puis surviennent de nouvelles idées hypocondriaques : sa peau n'est pas une peau humaine, c'est une peau de bête, une peau de vache, de chien. Alors, elle se déchire la figure et se frappe la tête pour enlever cette peau étrangère ; enfin elle se mutile de son mieux.

Cet état persiste pendant un an avec des alternatives d'augmentation et de diminution de l'agitation anxieuse. Les conceptions délirantes surviennent irrégulièrement et se mélangent pêle-mêle sans se systématiser. Mais en somme elle présente, avec de la panophobie, des idées d'énormité, des idées hypocondriaques et des idées d'immortalité ; elle présente aussi et très fréquemment, des idées de suicide.

Une seconde attaque d'apoplexie l'emporte un an après son arrivée. (Extrait d'une observation de M. Cullerre).

15) Femme, 45 ans, héréditaire, père mort dans le cours d'un accès de mélancolie anxieuse.

On ignore les circonstances du début de l'accès, quand la malade fut amenée à l'asile, elle était dans l'état suivant : Délire mélancolique avec anxiété, idées de suicide, idées d'immortalité. Elle ne doit pas mourir, elle le sait bien et cependant elle cherche à se tuer. – Elle parle d'elle à la troisième personne.

Quelques jours après, le délire hypocondriaque s'accentue davantage, elle demande à grands cris qu'on lui ouvre la tête, afin de laisser sortir le liquide qui lui comprime la cervelle. Elle n'a plus ni bouche, ni intestins. Elle est pourrie. – Elle injurie Dieu qu'elle traite de vieille canaille, de vieux propre à rien.

Puis elle demande la mort, il faut qu'on la brûle, c'est le seul moyen de la détruire.

Cet état persiste, sans grand changement, pendant cinq mois, puis une amélioration survient qui s'accentue progressivement et la malade sort guérie, se rendant parfaitement compte des divers incidents de sa maladie. (Résumé d'une observation de M. Cullerre).

16) Femme, 50 ans, en crise de ménopause, tare héréditaire légère. Accès de mélancolie à la suite de chagrins d'excès alcooliques.

L'accès débute par de l'anxiété et des gémissements, et de suite apparaissent les idées de négation et de damnation : Je suis damnée, maudite. – Vous, vous n'êtes pas un médecin, vous êtes l'apparence d'un médecin.

Elle refuse de manger ; autrefois on mangeait, on ne mange plus maintenant. Elle retient ses urines, parce qu'on n'urine plus maintenant. – Il n'y a plus de maisons, plus de villages.

La situation se maintient telle pendant neuf mois, mais la malade réagit de moins en moins, et elle arrive à ne plus gémir. Plus tard elle tombe dans le mutisme, elle répond seulement : non, à tout ce qu'on lui dit. En même temps, elle s'oppose énergiquement à tout ce qu'on veut lui faire. (Délire d'opposition).

Elle s'affaiblit progressivement et d'autant plus vite qu'elle a un abcès par congestion causé par la tuberculose du rachis. Elle tombe dans le marasme et meurt trois ans après le début de son accès de mélancolie. (Observation abrégée de M. Cullerre).

17) Femme, 44 ans, ménopause en voie d'établissement, hérédité vésanique.

Préoccupations hypochondriaques de nature physique anciennes qui finissent par aboutir à un accès de mélancolie avec anxiété, idée qu'elle est perdue et qu'elle va mourir. On l'enterrera vivante. – Idées hypochondriaques : Elle est bouchée, les aliments qu'on l'oblige à prendre l'étouffent sans la nourrir. Tentative de suicide.

Quelques jours après, idées de négation d'ordre métaphysique : Elle est athée, il n'y a pas de Dieu, et idée d'immortalité : Elle ne peut pas mourir, elle doit souffrir éternellement.

L'accès dure six mois et se termine par la guérison. Il y a aujourd'hui près de douze ans qu'il est guéri, et depuis cette époque, la malade n'a éprouvé aucun trouble intellectuel. (Résumé d'une observation de M. Cullerre).

18) Femme, 64 ans, hérédité inconnue, caractère ayant toujours été mélancolique.

A la suite d'une attaque d'apoplexie, affaiblissement intellectuel et dépression mélancolique. Dès le début idées de négation et délire d'opposition. La malade répond : « Non » ! à toute les questions. Elle n'a plus de parents, il n'y a plus de monde. – Chose notable, ces idées délirantes disparaissent complètement et sont remplacées par des idées de ruine et de damnation. Puis la démence s'établit rapidement, profonde. – Malgré la nature des idées délirantes, la malade s'est toujours montrée un peu déprimée mais nullement angoissée, elle se résignait à tout. (Observation résumée de M. Charon. Service de M. E. Cortyl).

19) Femme, 41 ans à l'époque du début de l'affection, hérédité marquée, caractère doux et tranquille jusqu'au début de l'accès vésanique, conduite très régulière.

Le délire s'établit rapidement, mais il fut précédé par une période de tristesse et de dépression causée, selon toute probabilité, par une maladie utérine, laquelle avait provoqué de l'anémie et de la gastralgie.

Au début : hallucination de l'ouïe et de la vue, troubles de la sensibilité générale, idées véritables de persécution.

Placée à Villejuif, à la suite d'une tentative de suicide, au délire de persécution fit place un délire mélancolique avec anxiété et gémissements. Elle implore son pardon à genoux, elle demande la mort. – Tous les renseignements qui précèdent, nous les devons à l'obligeance de M. Marcel Briand, qui a bien voulu nous communiquer l'observation de la malade pendant qu'elle était dans son service.

Sortie de Villejuif et amenée à l'asile de Bonneval, il y a quatre ans, la malade est restée depuis ce moment dans un état absolument stationnaire. Idées de négation : Elle n'a pas de mari, pas d'enfants. Idées d'immortalité : Elle s'est créée elle-même et elle ne mourra jamais. Idées de grandeur véritables : Elle a fait le monde, c'est elle qui donne des ordres aux astres, elle est Jeanne-d'Arc.

Jamais un moment lucide, parfois des périodes d'excitation caractérisée par un délire intense d'opposition, le refus d'aliments, et des tentatives de suicide. Mais quand elle est ainsi agitée, elle reste ordinairement muette ne répondant à aucune question. – On la nourrit alors à la sonde, on lui administre un peu de morphine, et le calme reparaît après trois ou quatre jours.

On voit que ce cas de mélancolie ne répond, en réalité, à aucun type. Il présente des combinaisons les plus inattendues d'idées délirantes. Mais enfin on y note cette association des idées de négation (portant sur le monde extérieur et non sur l'individu), et des idées d'immortalité. Seulement ces dernières sont-elles vraiment de nature mélancoliques ? C'est douteux malgré l'attitude sombre et triste de la malade pendant qu'elle émet ses conceptions morbides.

20) Cette observation est analogue à la précédente, il s'agit d'un délire mélancolique aboutissant à un délire mégalomaniaque avec quelques idées de négation.

Homme, 45 ans, hérédité vésanique, mère morte aliénée.

Au début, lequel remonte à plus de cinq ans, excitation maniaque. Le malade ne peut rester en place, il est loquace, il néglige son travail ordinaire. Cet état persiste quelque temps, et il est remplacé par un délire mélancolique anxieux avec culpabilité imaginaire et crainte d'être guillotiné. Idées hypocondriaques de négation : Il n'a plus d'intestins. Hallucinations de la vue.

Après plusieurs mois de mélancolie anxieuse, le malade se calme et il ne présente plus qu'un délire mégalomaniaque tranquille, mais formulé, comme par la maladie précédente, d'un air profondément triste, mélancolique et à voix basse. Il est Dieu et a d'abord créé le fils et ensuite le Saint-Esprit. Il gouverne le monde, fait mouvoir les astres. Seulement, on le détient prisonnier et il ne peut manifester sa puissance pour le moment, mais il sera bientôt libre. – Ce délire est très systématisé, jamais un instant de lucidité. (Observation personnelle).

21) Femme 46 ans, ménopause, hérédité inconnue.

Début, il y a une dizaine d'années. L'affection se caractérisait alors par du délire mélancolique avec idées de persécution, hallucinations de l'ouïe et troubles de la sensibilité générale.

Pendant longtemps, l'état mental resta tel, la malade s'occupait. – Il y a plusieurs années, tout changea, mais d'une façon progressive. La malade devint inactive, de plus en plus triste, et elle en arriva à rester immobile, presque toute la journée. En même temps les idées de persécution l'abandonnèrent et furent remplacées par des idées de négation qui se systématisèrent de plus en plus.

Aujourd'hui, à toutes les questions, elle répond par des négations. Elle n'a plus de pensée, plus d'idée. Elle ne peut pas marcher ni manger. Elle se croit morte et elle se laisse lourdement tomber sur le plancher. Elle n'est pas anxieuse et semble résignée à son sort.

Elle n'a pas d'idées de négation portant sur le monde extérieur, elle ne nie rien de ce qu'elle voit autour d'elle. Elle ne manifeste pas non plus de négations d'ordre métaphysique. Enfin la mémoire et le syllogisme sont conservés. – La malade est actuellement en traitement à l'asile de Bailleul. (Résumé d'une observation de M. Charon).

22) Il s'agit d'une folie sénile. – Homme, 69 ans, pas d'hérédité, pas d'excès antérieurs.

L'accès d'aliénation mentale débute sans cause connue. Il se caractérise par des hallucinations de l'ouïe, des idées de ruine, d'indignité, des craintes d'empoisonnement.

Quelques jours après, apparaissent, avec de l'angoisse, des idées hypochondriaques de négation. Il n'a plus d'estomac, plus de pieds, il est bouché et ne peut plus uriner. Ses parents qui viennent pourtant le voir, n'existent plus.

Tel est l'état du malade au moment où son observation nous a été communiquée. L'accès durait depuis peu de temps. (Observation résumée de M. Charon).

Le délire hypochondriaque de la Paralysie générale, avec idées de destruction ou d'absence d'organes, ou avec idées, soit de petitesse, soit d'énormité, est bien connu, depuis les travaux de Baillarger, et il nous paraît inutile d'insister beaucoup sur ce sujet. Nous devons cependant relater quelques observations de periencéphalite à forme hypochondriaque, parce que dans les unes le diagnostic est resté incertain, et parce que dans les autres le délire présentait quelques particularités exceptionnelles.

23) Homme, 41 ans, hérédité inconnue, caractère naturellement triste et peu expansif, pris brusquement d'un accès de mélancolie à la suite de chagrins et de pertes d'argent.

D'abord, idées de ruine et de culpabilité, refus d'aliments et tendance au suicide ; il est un être indigne, il est cause de tous ses malheurs. – Puis surviennent des idées hypochondriaques, il ne digère pas, il a mal partout. Les idées s'accentuent et ne laissent plus place aux autres conceptions délirantes : Il ne peut plus se tenir droit, le traitement l'épuise, il urine trop. Enfin des idées de destruction d'organes, ses intestins sont bouchés, il n'a plus d'estomac, on le tue en le faisant manger.

L'affection reste stationnaire pendant quelques temps et ensuite elle guérit progressivement. Le malade sort complètement guéri après un séjour de un an et demi à l'asile.

Jamais on ne put constater un seul des symptômes physiques de la paralysie générale. (Résumé d'une observation de M. Cullerre).

S'agit-il d'une paralysie générale au début ? – Le doute est permis. Il nous semble que les idées de culpabilité ne s'observent pas très souvent dans la folie paralytique de forme hypochondriaque. Mais c'est surtout la longue durée de l'accès qui milite en faveur d'une mélancolie simple. – Si ce dernier diagnostic est exact, l'apparition des idées hypochondriaques de négation ne seraient pas toujours d'un pronostic fâcheux dans la mélancolie anxieuse.

24) Homme, 40 ans, paralysie générale de forme hypochondriaque.

Le malade présente non seulement le délire hypochondriaque avec perte et non-existence d'organes, il n'a plus de bouche, plus de ventre, mais encore il extériorise son délire et il étend ses négations à tout ce qui l'entoure, il les étend même dans le domaine métaphysique. – Il n'y a plus rien, personne n'existe plus, il n'a plus de nom, il n'a pas de père, pas de mère, il n'y a plus de Dieu, plus d'âme.

Il nous semble que rarement, dans la paralysie générale, les idées de négation prennent une pareille extension. (Observation personnelle. Asile de Clermont).

Certains déments organiques sont systématiquement négateurs, la raison en est dans la perte de la mémoire, en voici un exemple :

25) Homme de 44 ans, en démence organique, lésions syphilitiques du cerveau.

Ce malade répond par des négations à tout ce qu'on lui demande. Qu'avez-vous mangé ce matin ? – Je n'ai pas mangé. – Où est votre mouchoir ? Je n'ai pas de mouchoir. – Avez-vous une femme et des enfants ? – Oui.

Il n'y a réponse négative que quand les questions portent sur des faits récents. (Résumé d'une observation de M. Ramadier).

Pour donner un exemple typique du délire d'opposition que Cotard représente comme un état mental ayant, avec le délire des négations, un certain rapport, nous relatons le fait suivant :

26) Homme de 38 ans, héréditaire, entré à l'asile en mélancolie stupide.

Mutisme complet. Anesthésie cutanée. Sorti de sa stupeur, ce malade manifeste des idées de persécution et des crainte d'empoisonnement. Plus tard il refuse de manger, il faut le nourrir à la sonde. A partir de ce moment il s'oppose énergiquement, et sans en donner la raison, à tout ce qu'on veut lui faire faire. – Il faut l'habiller de force, le faire manger à la sonde, lutter pour le changer de linge. Il se cramponne à tout ce qui est à sa portée et on a des difficultés inouïes pour le soigner convenablement. – Cet état persiste tel pendant assez longtemps et le malade finit par être perdu de vue. – (Résumé d'une observation de M. Ramadier).

Nous terminons cet exposé clinique par la relation d'un cas de négation qui sort de notre sujet, mais qui nous paraît peu fréquent.

27) Homme, 40 ans, appartenant à une famille qui compte plusieurs aliénés parmi ses membres.

Ce malade a été atteint à plusieurs reprises d'accès de folie franchement maniaque. Les accès assez espacés d'abord se sont rapprochés de plus en plus, actuellement le délire maniaque est continu avec des exacerbations. – Depuis son premier accès jusqu'à l'époque actuelle, le malade a toujours présenté, au milieu de divagations diverses, les mêmes idées d'absence et de transformation d'organes. Aujourd'hui c'est principalement pendant les exacerbations qu'elles se manifestent. – X... n'a plus sa tête véritable, on la lui a changée contre une tête en bois ou en pierre. Quelquefois on a aussi mis un cœur et des poumons en pierre à la place de ses poumons et de son cœur véritables, mais il en revient particulièrement à sa tête. Il la montre, il la palpe, il la frappe à petits coups avec le doigt replié, afin de démontrer à tous le bien-fondé de ses assertions. Il est très gai et accepte en riant sa mésaventure.

On trouve les idées de négation dans le délire hypochondriaque des débiles intellectuels. Nous avons précédemment fait allusion à deux observations confirmatives de ce fait, relatées dans la thèse de M. Journiac.

Dans la première, il s'agit d'une jeune fille héréditaire et atteinte de débilité mentale. A un moment donné cette malade se croit toute changée, elle n'a plus de mains, plus d'os, quand elle boit cela ne descend pas comme chez les autres, elle n'urine pas, etc.

La seconde a trait à un homme, en dégénérescence mentale, qui présente avec des idées fixes, des idées de négation analogues aux précédentes.

Enfin nous reproduisons ici un cas de ce genre.

28) X..., 32 ans, appartenant à une famille de névropathes. Signes physiques de dégénérescence. Débilité mentale assez marquée.

A la suite de pertes d'argent, léger accès mélancolique avec dépressions et préoccupations hypocondriaques diverses. Le malade se réveille, mais les idées hypocondriaques persistent, et il se plaint continuellement de maux de toutes sortes. Il est bouché et ne va plus à la selle. Il n'a plus de gosier. Ses poumons sont changés, ils sont inertes et ne fonctionnent plus, etc. – Ni anxiété ni angoisse.

Parmi les observations qui précèdent, il en est qui sont les reproductions presque exactes des observations typiques de Cotard. D'autres, plus nombreuses, s'écartent plus ou moins du type, soit par le fait de différences fondamentales dans la marche de l'affection, soit par l'absence d'une ou plusieurs des idées délirantes faisant partie du complexus symptomatique du véritable délire des négations.

L'examen même rapide de ces observations suffit pour démontrer que les idées de négation sont relativement fréquentes et qu'on les rencontre principalement dans les états mélancoliques anxieux et dans les folies séniles avec dépression. – Nous jugeons inutile d'insister ici sur leur fréquence dans le cours de la paralysie générale.

Il nous reste à rappeler l'explication psychologique du délire des négations donnée par les auteurs. Il nous faut encore aussi voir s'il est légitime de proposer, sur la valeur seméiologique et pronostique de ces idées délirantes particulières, quelques données basées sur l'examen des documents cliniques recueillis ici. C'est ce que nous allons tâcher de faire, le plus brièvement possible, dans un dernier chapitre.

- III -

Les idées délirantes de négation sont l'expression de troubles subjectifs divers, mais de nature identique, c'est pourquoi elles se manifestent sous des formules différentes, quoique le fonds délirant soit toujours le même ; ces formules délirantes sont en réalité multiples. La clinique montre que ces idées délirantes de nature unique et à formules multiples, coexistent souvent pendant tout le cours de l'affection, pendant le cours de certaines des périodes de cette dernière au moins ; elle montre également que parfois les diverses idées de négation se présentent successivement les unes après les autres, et que quelquefois enfin elles se combinent irrégulièrement entre elles. Les cas dans lesquels une idée de négation unique persiste seule pendant toute la durée de la visanie sont relativement rares. – Cette réserve faite, il est naturel, cependant, pour l'étude, de diviser en plusieurs classes les idées délirantes de négation.

1) Idées hypocondriaques de négation. – Ce sont elles qui ont particulièrement attiré l'attention des observateurs, Baillarger les a étudiées dans la paralysie générale.

Elles portent sur la notion délirante de modifications profondes survenues dans certaines parties du corps, de la perte ou de la non existence de certains organes, de certains viscères, ou bien de la transformation complète de ceux-ci. – Les malades ont l'estomac bouché, les intestins déplacés, ou bien ils n'ont plus d'estomac du tout, plus d'intestins. Ils n'ont plus de cœur, plus de poumons, plus de jambes. Ou encore, certains de leurs organes ne sont plus en chair ordinaire, ils sont inertes, morts, ils ne fonctionnent plus, ils sont en pierre ou en bois.

Ces idées de négation peuvent s'étendre au corps entier. Les sujets alors n'ont pas de corps, ils n'existent plus. Ou leur corps est en pierre, alors ils sont incassables, ou il est en verre, alors ils sont d'une fragilité extrême.

Concurremment il existe des idées de négation d'odre psychique, ces mêmes malades n'ont plus d'esprit ni de pensée, parce que leur cerveau est comprimé, ou parce qu'il est inerte. – Il y a une certaine différence entre ces idées de négation d'ordre psychique et les idées de négation s'étendant à la sphère des sentiments, et qu'on note dans la mélancolie, alors que les malades n'ont plus de cœur, qu'ils ne peuvent plus aimer leurs parents, etc.

2) Idées de négation extériorisées. – Les malades nient la réalité de ce qui les entoure. Ce qu'on met sous leurs yeux n'est pas l'objet réel qu'on leur fait voir, c'est « l'apparence » de cet objet. On leur montre une rose : « Ce n'est pas une rose, c'est l'apparence d'une rose ».

Ces mêmes malades ne veulent pas reconnaître les personnes qui les entourent. – Vous n'êtes pas un médecin, vous disent-ils. – Les parents qui viennent les visiter ne sont pas leurs vrais parents, etc.

3) Idées de négation d'ordre psychique et d'ordre métaphysique. – Les sujets nient leur personnalité physique et psychique. Ils n'existent plus, ils parlent souvent d'eux à la troisième personne.

Ils nient l'âme, Dieu, le diable... Il n'existe plus rien.

A côté de ces idées de négation véritable, on doit en placer d'autres qui ont avec elles une analogie notable, ainsi certaines idées d'énormité, sortes d'idées de grandeur à rebours, qui, malgré l'apparence, sont de réelles conceptions mélancoliques. Ainsi l'idée d'immortalité, sur laquelle Cotard et M. Séglas ont beaucoup insisté, qui lorsqu'elle se manifeste dans le cours de la mélancolie, n'est nullement une idée mégalomaniaque.

Les idées de possession, de damnation, d'éternité douloureuse, ont également une analogie incontestable avec les vrais délires de négation.

C'est précisément cette combinaison fréquente d'idées hypochondriaques, de négation, d'idées de damnation et d'idées d'immortalité, découverte par Cotard, et si bien étudiée par lui, qui a été le point de départ des recherches de cet auteur, recherches dont les conclusions trop absolues selon nous, se formulent en une entité nouvelle, le délire des négations.

Mais ce n'est pas seulement dans le véritable délire des négations que Cotard a trouvé les négations, il a démontré que le mélancolique est négateur dès le début de son affection, et qu'il reste tel à toutes les périodes de celle-ci. Dans la mélancolie dite délire sans délire, hypochondrie morale de M. Falret, il y a déjà des négations. Le sujet n'a plus son intelligence ni son énergie d'autrefois, il n'est plus capable d'aimer. – En réalité la négation est la caractéristique de la mélancolie, et à mesure que l'affection mélancolique progresse et s'accentue, la tendance aux négations progresse et s'accentue. Tous les symptômes de la mélancolie sont de la nature négative.

Il se peut que le « délire des négations », entité nosologique, soit discuté et combattu, mais il est certain que l'analyse si exacte et si profonde de l'état mental des mélancoliques que Cotard nous a laissée, restera comme une des belles acquisitions de notre spécialité.

On a cherché à expliquer, au moyen des données nouvelles de la psychologie, et particulièrement de l'étude de M. Ribot sur la « personnalité », le processus physiologique qui aboutissait au délire des négations. – M. Séglas a publié, sur ce sujet, un très intéressant travail[8].

Pour lui, les idées de négation appartiennent à la classe des idées délirantes secondaires[9], c'est-à-dire qu'elles ne proviennent pas « du fond de l'inconscient », et qu'elles ne sont pas une modification morbide des tendances naturelles du sujet, de son caractère habituel, de son tempérament psychique ; elles dépendent de l'altération de la personnalité

8. Séglas, « Sémiologie et pathogénie des idées de négation », *Annales médico-psychologiques* (1889).

9. Nous sommes cependant obligé de noter qu'il y a, sous ce rapport, divergence complète entre l'opinion de Cotard et celle de M. Séglas ; pour Cotard, les idées de négation sont des idées délirantes primitives, il donne même ce caractère comme particulièrement distinctif.

survenue par le fait de modifications de sa base organique et de la sphère affective et motrice de la vie psychique.

Le moi, en effet, n'est qu'un complexus d'éléments divers ; sa base fondamentale est le sens intime, le sens organique, cénesthésique. C'est sur ce sens organique que prennent naissance tous les états affectifs, les plus élevés aussi bien que les autres. – On sait, et la chose est démontrée expérimentalement, la relation étroite qui existe entre la sphère affective et la sphère psychomotrice. On sait aussi que les sens extérieurs n'apportent pas d'éléments importants à la constitution du moi, « ils circonscrivent la personnalité, ils ne la constituent pas ».

La cause première de tout état mélancolique siège dans un trouble de la cénesthésie. De ce trouble résultent des modifications plus ou moins profondes dans les éléments affectifs et psychomoteurs constitutifs du moi.

Au début le sujet perçoit différemment qu'il percevait, auparavant, et il en a la notion. Il se trouve autre qu'il était, il n'a plus son énergie ancienne, il n'a plus ses qualités affectives ordinaires. Et nous avons vu que ces premiers symptômes de la mélancolie simple se rattachaient déjà au délire de négation.

Plus tard le malade perd la conscience des modifications subjectives survenues en lui, et il acquiert, par le fait, le sentiment d'une sorte de dualisme. La transformation de la personnalité, même dans les cas les plus marqués, n'étant jamais complète, plus ou moins des éléments de l'ancien moi persistent toujours. – C'est par cette modification intime de la personnalité, par ce dualisme mal limité, qu'on explique les idées de négation, des plus légères aux plus marquées. M. Luys a donné une théorie physiologique du délire hypochondriaque de la paralysie générale qui a une certaine analogie avec celle qui précède :

Chaque partie du corps est reliée à un point particulier du centre cénesthésique. Quand par suite du progrès des lésions de la périencéphalite diffuse, un point quelconque du centre cénesthésique est atteint (non pas par la désorganisation, mais par l'ischémie), ce point ne fonctionne plus, pour un temps. Il en résulte que la partie du corps en relation avec ce point du centre cénesthésique devient absente du moi, et le sujet, malgré ce que lui apprennent ses sens extérieurs, en nie absolument l'existence. Et dans le fait cette partie localisée de l'organisme ne fait plus partie du moi psychique. – Mais où est situé le centre cénesthique ? Le défaut de documents anatamo-pathologiques précis rend aussi hypothétiques nombre de données psycho-physiologiques très séduisantes de prime abord.

Nous énumérons en terminant quelques propositions déduites des documents rassemblés dans cet article, et nous les soumettons au Congrès qui voudra peut-être bien les discuter.

1) D'une façon générale, et quelle que soit la forme ou l'intensité de leur affection, les mélancoliques sont négateurs. Il n'en est pas de même des persécutés ;

2) Les idées délirantes de négation, isolées ou plus ou moins systématisées se manifestent souvent dans le cours de la mélancolie avec anxiété et gémissements ;

3) Dans certains cas de mélancolie avec grande anxiété, on observe parfois cette association d'idées de négation, de damnation ou de possession, et d'immortalité, si bien étudiée par Cotard, mais il ne semble pas que ces cas aient des caractères assez spécifiques toujours, pour qu'il soit légitime de les réunir en une espèce nosologique nouvelle ;

4) Dans les états mélancoliques, les idées de négation indiquent un trouble plus profond que celui accusé par les idées de ruine, d'impuissance et de culpabilité ordinaires ; mais quand ces idées de négation se manifestent, il ne semble pas que le pronostic de l'affection en soit beaucoup aggravé. Le pronostic dépend avant tout de l'espèce nosologique sur laquelle se sont entées les idées délirantes spéciales.

C'est ainsi que les vésanies de forme intermittente avec idées de négation ne guérissent pas, alors que certains accès de mélancolie avec angoisse, culpabilité imaginaire, idées de damnation, de possession, de négation, d'immortalité et de suicide, survenus à l'époque de la ménopause, parfois à l'époque moyenne de la vie, et sous l'influence d'une cause vulgaire, sont assez souvent curables ;

5) Il est à remarquer que la grande majorité des observations recueillies jusqu'à présent ont trait à des femmes, la mélancolie est du reste plus fréquente chez la femme que chez l'homme ;

6) Il est aussi à remarquer que dans presque toutes les observations que nous avons pu réunir, quand les antécédents de famille des malades sont connus, la tare héréditaire de ceux-ci est lourde ;

7) Dans les folies séniles de forme dépressive, on note assez souvent des idées de négation isolées ou systématiques ;

8) Les sujets prédisposés à devenir négateurs sont naturellement timides, sombres, taciturnes, quelquefois ils présentent des symptômes épisodiques de la dégénérescence intellectuelle.

Cette proposition ajoutée aux deux propositions qui précèdent semble indiquer que le délire des négations est l'apanage des cerveaux invalides[10].

9) On observe les idées de négation dans les états mélancoliques anxieux. Ils se combinent souvent alors à des idées de damnation, de possession ou d'immortalité, et il en résulte un tableau clinique particulier ; mais bien souvent cette combinaison délirante est incomplète ou manque complètement, les malades ne se croient ni possédés, ni immortels.

On les observe aussi dans la paralysie générale. Nous ne les avons jamais vu, dans cette affection, s'accompagner d'idées d'immortalité ni de possession.

On les rencontre enfin dans certains délires hypochondriaques, sans anxiété ni angoisse, des débiles intellectuels.

Nous avons déjà signalé leur manifestation dans la folie sénile et démentielle ;

10) Le délire hypochondriaque de la paralysie générale, quand il se prolonge, imprime une rapidité plus grande à la marche de cette affection.

Discussion

M. Régis. – L'histoire des négations tient tout entière dans quatre travaux de Cotard, corroborés par M. Séglas. De

10. On sait combien sont fréquentes les conceptions hypocondriaques chez les sujets à développement intellectuels défectueux. On sait aussi combien facilement, chez ces débiles, ces conceptions hypocondriaques prennent le caractère délirant.

l'ensemble de ces travaux se dégagent très nettement certaines données qui peuvent être résumées ainsi qu'il suit :

1) Il existe un état psychopathique essentiellement caractérisé par de l'anxiété mélancolique ; de l'analgésie ; de la propension au suicide et aux mutilations volontaires ; des idées hypocondriaques de non-existence et de destruction d'organes, du corps tout entier, de l'âme, de Dieu ; des idées de damnation et de possession ; des idées de ne pouvoir jamais mourir ; état de chronicité spécial à certaines formes graves de mélancolie anxieuse, intermittente ou par accès. Cet état psychopathique, appelé par Cotard délire des négations, du nom d'un de ses éléments principaux, n'a pas été considéré par lui comme une entité morbide, mais suivant son expression, « comme un état psychique propre aux anxieux chroniques ».

2) En dehors de ces variétés de mélancolie anxieuse grave où il se présente sous une forme simple, concrète et pour ainsi dire typique, le délire des négations peut, comme l'a fait remarquer Cotard, s'observer encore dans d'autres maladies mentales, notamment dans la paralysie générale, l'hystérie et certaines aliénations complexes, tenant à la fois du délire de persécution et de la mélancolie. Mais, ici, il se limite le plus souvent à quelques-uns de ses phénomènes constitutifs, particulièrement aux idées hypocondriaques de non-existence ou de destruction générale ou partielle de l'individu.

C'est en ces termes que peut être résumée l'œuvre de Cotard. Il ne semble pas, dans ces conditions, que cette œuvre ait subi une atteinte sérieuse de la remarquable étude critique de M. Camuset, et tout ce qu'on pourrait dire, en se basant sur l'ensemble des documents rassemblés dans son rapport, c'est que l'idée hypocondriaque de négation comme toutes les idées délirantes, quelles qu'elles soient, se rencontre plus ou moins fréquemment à titre de symptôme dans un grand nombre de maladies mentales diverses, tandis que sous sa forme typique, c'est-à-dire jointe aux autres éléments du syndrome et compliquant la mélancolie anxieuse chronique, elle paraît beaucoup plus rare.

Rare ou non, et elle l'est peut-être moins qu'il ne nous paraît, la mélancolie anxieuse chronique avec délire des négations n'en existe pas moins d'une façon certaine. Les observations de Cotard et celles de M. Séglas ne peuvent laisser aucun doute à cet égard, et d'autres viendront certainement les confirmer. En voici une absolument typique.

M. Régis communique ici une observation de mélancolie anxieuse intermittente, avec délire des négations, qui réalise de la façon la plus complète la description donnée par Cotard.

On y retrouve, en effet, tous les symptômes indiqués par lui comme appartenant à cet état psychopathique :

1° Anxiété mélancolique ; 2° Idées de damnation et de possession (la malade croit qu'elle est le diable ou quelque chose du diable) ; 3° Propension au suicide et aux mutilations volontaires ; 4° Analgésie ; 5° Idées hypocondriaques de non-existence ou de destruction de divers organes, du corps tout entier, de l'âme, de Dieu (la malade dit qu'elle n'a ni yeux, ni tête, ni cheveux, ni langue, ni cœur, ni aucun organe ; elle est en pierre, en matière inerte, une statue, espèce de chose ou de saleté) ; 6° Idée fixe de ne pouvoir jamais mourir (la malade croit qu'étant en pierre, en matière inerte, elle ne mourra jamais, ce qui la désole et fait son malheur).

M. J. Séglas. – Permettez-moi tout d'abord d'exprimer tous mes remerciements à notre collègue, le docteur Camuset, pour l'appréciation bienveillante qu'il a faite de quelques-unes de mes études, dans son intéressant rapport sur le sujet qui doit nous occuper aujourd'hui.

M. Camuset a examiné avec attention les documents bibliographiques et cliniques qu'il a pu réunir. Tout en me réservant de vous présenter quelques objections, je pense que d'une façon générale, nous ne pouvons qu'applaudir à la réserve qu'il apporte dans les conclusions de son rapport.

En effet, la question du délire des négations est toujours à l'étude à l'époque actuelle, et quelque position que l'on prenne dans le débat, on ne peut qu'incliner dans un sens ou dans l'autre, mais sans résoudre encore la question d'une façon péremptoire. Aussi est-ce une de ces occasions où nous ressentons plus vivement la mort prématurée de celui qui jeta les premières bases de ces études et qui, s'il eût vécu, grâce à ses éminentes qualités d'observateur et de philosophe, eût sans doute largement contribué à faire la lumière sur la question, en nous apportant l'appui de sa profonde expérience et de ses nouvelles recherches sur un sujet qui fût toujours l'objet de ses préoccupations.

Le principal reproche fait à Cotard par notre distingué rapporteur est qu'il s'est montré trop généralisateur et que le délire des négations n'est pas une entité ; et à côté de cas représentant l'évolution typique signalée par Cotard, M. Camuset montre qu'il en est d'autres dont le tableau clinique est différent, tout en présentant des idées de négation ou quelques autres symptômes isolés. Sans aucun doute, et je n'aurai garde pour ma part de contredire cette dernière affirmation, car je crois que le progrès consiste justement à signaler ces variations pour mieux les étudier.

Que Cotard ait eu quelque tendance à généraliser, c'est possible ; cependant, ainsi que M. Camuset l'a fait remarquer, il a lui-même établi des distinctions entre les malades atteints de délire de négation. Si on lit attentivement ses différents travaux à ce sujet, on constate une évolution remarquable dans les idées qu'il expose. Après avoir attaché une grande importance aux idées religieuses, de damnation, de possession, il semble ensuite les reléguer à un plan plus effacé, pour montrer le caractère négatif inhérent à toute espèce d'idées mélancoliques. De même, après avoir tenté une explication du délire à l'aide de la perte de certaines images sensorielles, il abandonne cette hypothèse et se rallie franchement à l'idée de l'origine psychomotrice du délire. C'est encore ainsi qu'il n'attire que plus tard l'attention sur les idées d'énormité et de grandeur. Nul doute que si Cotard eut vécu, nous l'eussions vu dans l'avenir perfectionner ses premières recherches, afin d'asseoir un jour le type définitif et les différentes variétés de ce délire qu'il n'a fait qu'esquisser.

D'ailleurs, si la conception première de Cotard semble indiquer une tendance à la généralisation, est-ce une raison de la rejeter ? Pour ma part, je ne le crois pas.

Il en est aujourd'hui du délire des négations de Cotard comme il en fut du délire des persécutions de Lasègue. Lorsque Lasègue sépara les persécutés des mélancoliques, il confondit incontestablement dans le même groupe des maladies dont l'idée de persécution était la note dominante, mais cependant distinctes au moins en tant que variétés. Il eut été regrettable pour notre science que cette confusion fit rejeter d'emblée son travail au lieu de nous pousser à l'approfondir. Ce n'est que bien lentement que des distinctions se sont faites, grâce aux travaux postérieurs de Lasègue, Morel, Foville, Falret, Magnan, etc.

Tous ces progrès qui pour s'accomplir ont demandé près de quarante années, eussent-ils été réalisés si dès le début, la confusion qui existait dans le premier mémoire de Lasègue, trop généralisateur, lui aussi, eût fait rejeter la distinction première qu'il cherchait à établir ? J'ose espérer, pour ma part, que nous ne nous montrerons pas plus sévères pour le délire des négations, et que des recherches futures nous permettront de mieux préciser les différents aspects de ce délire et de dissiper l'obscurité qui existe aujourd'hui sur certains points.

Le délire des négations n'est pas une entité, nous dit M. Camuset, et les cas de mélancolie où il se présente n'ont pas de caractères assez spécifiques toujours, pour qu'il soit légitime de les réunir en une espèce de nosologique nouvelle. Sans doute, tous les cas de mélancolie où se rencontrent les idées de négation ne sont pas superposables au type parfait décrit par Cotard, et nous aurons à revenir sur ces variations. D'un autre côté, le délire des négations se présente souvent en dehors de la mélancolie. Examinons ces différents faits, en prenant le mot délire dans son acception la plus générale.

A. – Voyons d'abord les simples idées de négation.

1) Paralysie générale. – Nous n'insistons pas sur le délire des négations comme forme particulière du délire hypocondriaque, très connu aujourd'hui dans la paralysie générale.

Baillarger, à qui nous devons d'avoir attiré l'attention sur ce délire, le regardait comme spécial à la paralysie générale, et allait jusqu'à attribuer à sa constatation une grande importance comme signe précurseur de cette maladie. Cette opinion a toujours été fort discutée, et si elle eut ses partisans, elle eut aussi ses adversaires. Aujourd'hui, l'étude plus approfondie du délire des négations a donné raison à ces derniers en montrant ce que l'opinion première de Baillarger avait de trop exclusif.

Le délire des négations n'est pas par lui-même caractéristique de la paralysie générale, puisqu'on le rencontre dans d'autres formes vésaniques. Mais il peut avoir alors certains caractères susceptibles de mettre sur la voie du diagnostic de l'affection : ces caractères sont ceux du délire paralytique en général.

Le plus saillant est l'absurdité extrême du délire qui est absolument incohérent.

Un autre est la mobilité, le sujet des préoccupations hypocondriaques du malade variant d'un instant à l'autre, et le moindre événement le détournant souvent de ses idées de souffrance.

Un autre caractère peut être tiré de la diffusion du délire paralytique qui fait que les idées hypocondriaques, déjà mobiles, peuvent porter sur une foule d'objets, et encore s'entremêler avec des idées délirantes d'un caractère tout opposé.

Enfin ces idées, déjà absurdes par elles-mêmes, sont de plus contradictoires, soit entre elles, soit avec les autres de couleur différente : un malade qui, par exemple, nie son existence, se disant en même temps riche et puissant.

A ces caractères principaux on peut en ajouter deux autres de moindre importance, signalés par MM. Auguste Voisin et Burlureaux : l'indifférence des malades à recourir aux soins médicaux, la soudaineté d'apparition du délire. M. Régis, dans une communication au Congrès de 1889, a insisté longuement sur ce diagnostic.

2) Délire polymorphe, primitif des faibles d'esprit, avec idées de négation. – Mais la constatation même de ces caractères est souvent insuffisante pour affirmer la nature paralytique du délire, surtout à la période de début, lorsqu'il n'y a pas encore des signes physiques caractéristiques. Car on peut rencontrer ce délire sous les mêmes apparences chez d'autres malades tels que les faibles d'esprit à délire multiple, confus, mal systématisé. Les deux observations de M. Journiac, citées par M. Camuset, rentreraient pour nous dans cette catégorie, et se distinguent totalement des cas de Cotard. En voici un autre exemple très résumé que nous avons observé à la Salpêtrière, dans le service de notre maître, M. J. Falret :

F. D. âgée de 42 ans, entrée en juin 1888, présente un délire où l'on remarque surtout des idées de grandeur, de persécution, de négation. Elle a été internée après avoir écrit au président de la République une lettre par laquelle elle l'informait que les Anglais prenaient le plan des Tuileries. Des Juifs, des Anglais, des prêtres l'ont magnétisé : ils lui envoient des constipations, des mauvaises odeurs. Elle guérit les aveugles, se dit très riche et travaille pour vivre. Elle est parente de Marie-Antoinette, fille de Pedro II, bru du roi de Belgique, reine de France, sœur de Jeanne d'Arc, Jeanne d'Arc elle-même et la sainte Vierge. Elle n'a plus de cervelle ; elle n'a plus que des ossements à la place du nez ; sa cervelle a été mangée par les poux ; elle est comme un caillou vide ; elle n'est plus qu'un cadavre prêt à entrer au tombeau dans six mois. Depuis plus de quatre ans, ce délire est resté à peu près le même, sans aucun signe de paralysie générale.

Aussi peut-on dire que si les caractères généraux que nous avons énumérés ci-dessus constituent une présomption de paralysie générale, on n'a en fait une certitude que si le délire des négations est précédé ou accompagné des autres signes pathognomoniques habituels de cette maladie.

3) Sénilité. – Les idées de négation ne sont pas rares chez les vieillards qui délirent, et elles ont été signalées chez eux par Schuele, Krœpelin, Krafft-Ebing ; nous en avons nous-mêmes rapporté des exemples, et M. Camuset nous en a cité quelques cas parmi ses observations. Il me semble que ces idées de négation du vieillard peuvent se présenter dans plusieurs circonstances.

Tantôt elles sont en rapport étroit avec la démence sénile, comme certaines idées de persécutions, et justiciables de troubles de la mémoire. Le malade nie les faits dont il ne se souvient plus et de préférence les faits récents.

Tantôt, au contraire, il s'agit d'idées de négation se présentant au cours d'un accès de délire en rapport avec des lésions vasculaires (ramollissement), faits dont M. Camuset rapporte plusieurs exemples, et qui sont cependant complètement distincts, de par leur nature, du délire des négations de Cotard, pour se rapprocher plutôt des précédents.

Tantôt enfin, les idées de négation font partie de la symptomatologie d'un accès vésanique, non plus en rapport avec la sénilité, mais simplement survenant très tard, d'une psychose tardive en un mot. J'ai autrefois rapporté un cas de ce genre[11]. Elles peuvent alors se systématiser plus ou moins, et le tableau clinique peut ne pas différer sensiblement de ce qu'il eût été chez un individu plus jeune.

4) On a aussi signalé la présence d'idées de négation transitoires au cours des accidents intellectuels dûs à l'alcoolisme.

B. – A côté de ces cas dans lesquels les idées de négation se présentent à l'état de simples épisodes délirants, il en est d'autres où elles prennent une importance plus grande, en s'organisant en un véritable système délirant.

Mélancolie et délire des négations de Cotard. – Que les idées de négation soient fréquentes au cours de la mélancolie, personne ne le conteste ; mais est-on autorisé à faire une catégorie à part des mélancoliques chez qui on les rencontre ? Telle est la question que s'est posée notre rapporteur et qu'il tend à résoudre par la négative. En effet, si nous nous reportons aux conclusions 2, 3, 9 du rapport, les idées de négation, y est-il dit en substance, se manifestent souvent dans les états mélancoliques anxieux. Elles se combinent souvent alors avec les idées de damnation, de possession ou d'immortalité, et il en résulte un tableau clinique particulier. Mais ces cas n'ont pas assez de caractères spécifiques pour qu'il soit légitime de les réunir en une espèce nosologique nouvelle. Bien souvent, cette combinaison délirante est incomplète ou manque complètement ; les malades ne sont ni damnés, ni possédés, ni immortels.

Un premier point qui ressort de ces conclusions mêmes, c'est que notre distingué rapporteur reconnaît lui-même qu'il existe certains faits présentant le tableau clinique particulier décrit par Cotard.

Mais s'il en est d'autres dont la symptomatologie est moins complète, s'ensuit-il qu'ils puissent infirmer les

11. J. S., *Progrès médical* (octobre 1888, n° 45).

premiers ? Ne sommes-nous pas les habitués, dans toutes les maladies, à reconnaître des cas frustres à côté des cas types. Hésiterons-nous à porter le diagnostic de goitre exophtalmique, par exemple, même en l'absence du goitre, si nous trouvons de l'exophtalmie, de la tachycardie, du tremblement, etc. ?

D'ailleurs c'est, il me semble, aller bien loin que de regarder les idées soit de damnation, soit de possession, soit d'immortalité, comme nécessaire, chacune en particulier, au diagnostic du délire des négations, et je ne crois pas que telle ait été la pensée de Cotard. Sans doute, dans son premier mémoire, il dit que tous les malades chez lesquels il a mentionné le délire hypocondriaque avec idées d'immortalité étaient dominés par des idées de damnation, de possession diabolique, si bien qu'il songe même à établir une variété de folie religieuse se développant dans la mélancolie anxieuse grave. Mais combien sont différentes les idées qu'il émet dans son second mémoire sur le délire des négations. Ici, il ne parle plus qu'incidemment des idées de damnation, mais s'inspirant des idées de Griesinger, sur l'humeur négative du mélancolique, il s'attache avant tout à démontrer la gradation insensible, l'échelle ascendante qui de l'hypocondrie morale, première manifestation mélancolique, conduit au délire des négations systématisé en passant par toutes les idées délirantes mélancoliques de ruine, de perdition, de culpabilité, de damnation. Mais il ne semble pas attacher une importance spéciale à cette dernière idée ; il insiste surtout sur le grand caractère mélancolique de toutes ces idées délirantes qui font du malade un auto-accusateur. Ajoutons que sur les huit observations personnelles de délire des négations à l'état de simplicité qu'on trouve dans le mémoire (cas typiques, nous a dit M. Camuset, puisqu'ils sont choisis par l'auteur lui-même), il n'y en a que deux ou se trouvent les notées les idées de damnation : je n'ai relevé non plus dans aucune la mention d'idées de possession ; une malade seulement se disait ensorcelée.

Pour moi, il me semble que ce serait attacher une importance exagérée à ces idées que de les regarder comme indispensables à la constitution du délire de négation. L'idée délirante mélancolique n'est que secondaire et ne représente, ainsi qu'il est généralement admis, qu'une tentative d'explication de la part du malade de désordres psychopathiques plus profonds. Aussi doit-on attacher peu d'importance à son étiquette particulière, variable suivant l'éducation, le milieu, les circonstances antérieures de la vie du malade, pourvu qu'elle révèle les grands caractères généraux des idées mélancoliques. Sont-ils donc si différents, deux mélancoliques à idées de culpabilité s'accompagnant chez l'un de la crainte du supplice ; chez l'autre, de la crainte de la damnation ?

Je pourrais en dire autant de l'idée de possession, interprétation elle aussi faite par le malade de désordres intimes de la sphère psychique plus ou moins accentués suivant les malades, mais constatables néanmoins dans l'état mental de tous les mélancoliques, si bien que lorsque l'idée de possession ne se formule pas, on peut le plus souvent trouver son équivalent chez le mélancolique.

Je ne voulais pas, Messieurs, abuser de votre complaisance en faisant ici la psychologie de l'état mental des mélancoliques et la genèse de l'idée de possession. Mais en restant sur le terrain clinique, on peut se rendre compte de l'identité qui existe en somme entre cette idée de possession et bien d'autres symptômes moins accentués et plus fréquents chez le mélancolique. L'idée de possession n'est que l'expression d'un dédoublement de la personnalité qui existe toujours plus ou moins accentuée dans la mélancolie. Sans faire intervenir ici mes propres recherches sur ce sujet, que M. Camuset a si bienveillamment appréciées dans son rapport, je me contenterai de m'appuyer sur l'autorité d'un maître en psychiatrie. « L'explication la plus facile, dit Griesinger, de ce phènomène psychologique (la possession) se trouve dans les cas qui ne sont pas rares, où les séries d'idées, à mesure qu'elles arrivent, s'accompagnent d'une contradiction intérieure qui s'attache involontairement à elles, et qui a déjà pour résultat d'amener une division, une séparation fatale de la personnalité. Dans les cas très développés ou ce cercle d'idées qui accompagnent constamment la pensée actuelle en lui faisant opposition, arrive à avoir une existence tout à fait indépendante, il met en mouvement de lui-même le mécanisme de la parole ; il prend un corps et se traduit par des discours qui n'appartiennent pas au moi (ordinaire) de l'individu. Ce cercle d'idées qui agit librement sur les organes de la parole ; l'individu lui-même n'en a pas conscience avant de l'exprimer, ne le perçoit pas ; ces idées viennent d'une région de l'âme qui reste dans l'obscurité pour le moi. Elles sont étrangères à l'individu ; c'est un intrus qui exerce une contrainte sur la pensée ; les gens sans éducation voient dans ce cercle d'idées un être étranger ».

Cette disposition psychologique signalée par Griesinger et qui en dernier terme se traduit par l'idée de possession ne se retrouvera-t-elle pas d'ordinaire chez le mélancolique ? C'est elle qui détermine l'humeur négative de ces malades, qui provoque ces impressions contraires, comme disent quelques-uns, dont ils se plaignent. Dans un récent travail fait en collaboration avec M. Londe[12], nous avons rapporté l'exemple d'une mélancolique arrivée progressivement au délire des négations, suivant l'évolution signalée par Cotard. Cette malade, à mon avis, peut être rapprochée de ceux de Cotard, et cependant son délire mélancolique ne renfermait pas d'idées de damnation, mais des idées d'auto-accusation, de culpabilité, d'humilité, de ruine, l'attente de supplices. Les idées de possession n'existent pas, mais on trouve à la place des symptômes qui nous paraissent équivalents. C'est ce que la malade appelle le mélange des idées : il y a du pour et du contre dans tout, dit-elle, et parmi ses voix intérieures, l'une dit pour, l'autre dit contre. Au lieu de revêtir la formule de l'idée de possession, l'anomalie mentale chez elle, comme chez la plupart des mélancoliques, se présente, comme le dit Griesinger, sous forme de contradiction intérieure contre ses propres pensées et ses déterminations, une opposition immédiate et constante contre tout ce qu'elle vient de penser ou de faire. Entre cette simple contradiction et l'idée de possession, qu'y a-t-il autre chose, sinon une différence de degré ? mais les phénomènes psychologiques sous-jacents ne sont-ils pas équivalents ?

Il est certains symptômes qu'on ne s'attache pas assez à déterminer chez le mélancolique et qui pourraient aussi être considérés comme des équivalents de l'idée de possession. Un symptôme, par exemple, qui déterminera chez le malade l'idée qu'il est possédé, c'est qu'il parle malgré lui et dit des choses qu'il ne voudrait pas dire, en un mot, c'est

12. J. Séglas et P. Londe, *Arch. Neurologie*, n° 68 et 69.

l'impulsion verbale. Or, cette impulsion verbale ne diffère nullement en nature, ainsi que nous croyons l'avoir établi, de l'hallucination verbale psychomotrice qui est très fréquente chez les mélancoliques et dont la conversation mentale tout à fait ordinaire chez eux représente le degré le moins accentué. Conversation mentale, hallucination verbale motrice, impulsion verbale, ne représentent en fait que les différents degrés d'un même processus psychopathique qui en dernier terme peut-être interprété par le malade comme un fait de possession diabolique.

Ainsi donc, l'idée de damnation trouve son équivalent dans les autres idées mélancoliques, et l'absence d'une idée de possession formulée par le malade n'infirme pas l'existence du délire des négations, du moment que l'on peut constater la présence de troubles psychiques équivalents et de même nature.

Voyons maintenant ce que l'on doit penser de l'idée d'immortalité et si son absence doit contredire l'idée d'un délire des négations de Cotard. Sans aucun doute, lorsqu'elle existe, le type est complet, mais il faut bien se rendre compte que son importance est secondaire. Chez les malades où on la rencontre, elle ne fait pas taire les autres idées délirantes, en particulier les idées de négation. Elle ne fait que se surajouter à elles. On pourrait à ce point de vue l'assimiler à l'idée de grandeur de persécuté. Le mégalomane persécuté reste toujours un persécuté, et le négateur immortel est toujours un négateur. Alors que l'idée de grandeur ne nous semble pas nécessaire pour porter le diagnostic de délire des persécutions, devrons-nous attacher à l'idée d'immortalité une importance telle qu'en son absence, nous écartions l'idée d'un délire des négations. L'idée d'immortalité, le délire d'énormité représentaient pour Cotard une étape avancée de l'évolution qu'il essayait de décrire, de même que chez le persécuté chronique, l'idée de grandeur ne survient qu'au bout d'une longue période délirante, et d'ailleurs, sur les huit observations typiques de Cotard dont nous parlions plus haut, l'idée d'immortalité n'est signalée que dans trois cas.

En plus de l'absence des idées de damnation, de possession, d'immortalité, M. Camuset nous a paru très frappé de certaines particularités d'évolution qu'il a notées au cours des observations consignées dans le rapport et qui ne s'accordent pas avec l'évolution typique décrite par Cotard. Ce serait par exemple l'apparition du délire des négations au premier accès de mélancolie, la guérison de certains malades, deux faits (je le ferai remarquer en passant), dont la possibilité a été déjà signalée par Cotard ; enfin l'apparition pêle-mêle des idées diverses habituelles aux délirants négateurs, remplaçant l'évolution progressive du délire.

Sans aucun doute, je me garderai bien de prétendre que tous les faits que notre rapporteur a recueillis sont des faits de délire des négations typique, mais cette constatation doit-elle faire infirmer la conception de Cotard ? Ne serait-il pas plus logique d'essayer d'abord de reconnaître là de simples variations dont les causes resteraient à déterminer ? Mettons en parallèle les négateurs avec d'autres malades mieux connus, les persécutés.

D'une façon générale, tous les persécutés sans exception sont des orgueilleux, comme on peut dire aussi, avec Cotard et M. Camuset, que tous les mélancoliques sont négateurs, quelle que soit la forme ou l'intensité de leur affection, et de même que bien des persécutés ne formulent pas d'idées de grandeur, de même bien des mélancoliques ne formulent pas non plus des idées de négation. Mais lorsque les persécutés arrivent à exprimer des idées de grandeur, ces idées se présentent-elles toujours suivant une évolution immuable ? Nullement. Tandis que certains persécutés n'arrivent au délire des grandeurs qu'après une longue période de délires de persécutions, avec quelques différences de symptomalogie, d'ailleurs légères, il en est d'autres, et peut-être plus nombreux, qui arrivent très vite à la période des grandeurs, ou bien chez lesquels idées de grandeur et idées de persécution sont contemporaines. N'est-il pas même des cas dans lesquels l'idée de grandeur précède l'idée de persécution ? Toutes ces variations nous empêchent-elles de dire d'une façon générale que nous avons affaire à un délire de persécutions ? Pas du tout. Seulement, nous distinguons parmi ces délires de persécutions différentes variétés, les uns suivant une évolution progressive régulière, d'autres, chroniques également, mais à évolution variable ; puis des forme polymorphes, des délires d'emblée.

En face des progrès considérables que cette manière de voir nous a fait réaliser dans la connaissance des aliénés persécutés, pourquoi ne pas l'appliquer aux délirants mélancoliques négateurs, et distinguer différentes variétés, les unes à évolution progressive et régulière (type Cotard), et d'autres, chroniques ou non, à évolution variable, des variétés polymorphes dont nous devons reconnaître dès aujourd'hui l'existence, mais que seule des études postérieures permettraient de mieux déterminer sous leurs aspects différents.

Dans le groupe si compréhensif des mélancolies dont Lasègue avait déjà séparé le délire des persécutions, Cotard, à son tour, a distingué son délire des négations à titre de variété clinique, le regardant bien moins comme une entité que comme un état de chronicité spécial à certains mélancoliques. Ainsi qu'il en fut jadis pour le délire des persécutions, nous devons aujourd'hui garder cette synthèse comme base d'opérations analytiques destinées à distinguer les différents groupes partiels qui la constituent, et déterminer les causes de leurs variations, dont l'une peut-être réside simplement dans l'intensité de la tare héréditaire amenant chez les négateurs les mêmes différences que chez les persécutés.

Mais, Messieurs, le délire de négations systématisé ne se rencontre pas que dans la mélancolie et à l'état de simplicité. Cotard avait déjà signalé sa coexistence avec des idées de persécution. Lorsque ces idées sont de nature mélancolique, il n'y a en somme là rien de bien particulier ; mais il peut se faire aussi que ce soient de véritables idées de persécution systématisées, ou même d'autres idées délirantes nullement mélancoliques. Dans certains cas, il ne s'agit que d'une simple coexistence d'idées délirantes sans lien entre elles, comme chez les faibles d'esprit à délire polymorphe dont nous avons parlé au début. D'autres fois, au contraire, ces différentes idées constituent par leur ensemble un délire systématisé d'aspect particulier.

Dans un travail sur la nosographie du délire systématisé (Verrücktheit), dans ses rapports avec la dépression mélancolique, Witkowski[13] décrit une modalité intermédiaire à la mélancolie vraie et à la Verrücktheit. Ce sont les gens déprimés en permanence, certains négateurs sceptiques,

13. Witkowski, *Allg. Zeitsch. f. Psch.*, Bd XLII, 6, 1886).

damnés, pourris, immortels. Dans la plupart des cas, c'est la Verrücktheit qui en constitue le fond, qui suscite les idées, les systématise et amène des conceptions anormales, des modifications de l'humeur absolument indépendantes de la mélancolie. La formation de ces courants d'idées, spécifiques jusqu'à un certain point, leur relation avec des symptômes d'un autre ordre, la constance et l'intensité de la dépression sont si variables qu'il ne paraît pas possible d'effectuer une séparation rigoureuse. Cependant, c'est la Verrücktheit qui constitue le fonds essentiel, comme on peut en juger d'après le squelette du délire qui est partiel, d'après la marche continue de la psychopathie, d'après la systématisation même, d'après l'introduction de conceptions délirantes et de troubles de l'humeur variables, qui ne relèvent pas du tout de la mélancolie.

Dans la dernière édition de son Compendium de Psychiatrie, Kraepelin, s'inspirant en résumé des idées de Schuele, à propos de ce qu'il appelle le délire systématisé (Wahsinn dans le sens de la Paranoïa aiguë de Schuele), consacre un chapitre à la forme dépressive. Au début, on note des idées hypocondriaques ; les organes ne sont plus en ordre, le sang est arrêté, les membres desséchés, le cou contourné, l'estomac bouché, les intestins obturés. On note aussi des idées de culpabilité, de persécution (la police va demander au malade compte de sa conduite), d'indignité, la crainte de supplices. Parfois, le délire revêt un caractère de négation : le monde n'existe plus, tout est détruit, il n'y a rien qu'une apparence ; tous les hommes sont morts, parce qu'il n'y a rien à manger et que le malade a tout englouti (délire d'énormité). Il ne vit plus, n'est plus qu'un automate tout petit, recroquevillé, invisible. De plus, on peut noter des idées de grandeur : on les prend pour la vierge Marie ; ils peuvent faire des miracles, fabriquer de l'or, guérir les maladies. Interprétation délirantes : l'asile est une prison, le malade est dans une ville étrangère, il ne sait pas ce qu'on fera de lui. On joue la comédie avec lui, on cherche à le tromper. Ses parents, à qui il a causé des malheurs épouvantables, ont été forcés de le placer. Les objets environnants, d'ailleurs nettement perçus, sont la propriété du malade, ou bien on les a placés là dans un but mystérieux.

On note dans ces cas des illusions, des hallucinations, des réactions émotionnelles.

Cette forme délirante serait très rapprochée des états mélancoliques, dont elle diffère cependant par le développement en quelque sorte fantaisiste du délire qui n'est plus l'interprétation de troubles émotionnels ; de plus, la prédisposition est plus grande, les malades ont déjà présenté des troubles psychiques. Cette forme vésanique survenant de 40 à 60 ans, surtout vers 50 ans et de préférence chez les femmes, serait en quelque sorte une psychose typique de la ménopause de pronostic grave, produit d'un cerveau peu valide, et constituant une forme de passage entre la mélancolie et les états dépressifs séniles.

J'observe pour ma part, depuis plusieurs années, une malade qui ne rentre pas dans le type décrit par Kraepelin, mais qui cependant présente un délire de négation très particulier, systématisé, s'étant développé en dehors de tout état mélancolique, s'accompagnant d'autres idées délirantes et dont l'aspect et les caractères sont tout à fait différents de ceux des mélancoliques négateurs.

J'ai déjà rapporté une partie de son observation au Congrès de 1889 en l'étudiant à un autre point de vue. Je demanderai la permission de la résumer ici brièvement en la complétant.

La malade avait 61 ans en 1886 lorsque se manifestèrent les premiers symptômes de la maladie consistant en des troubles de la sensibilité générale et viscérale, des hallucinations kinesthétiques ou motrices qui n'ont fait que s'accentuer depuis. Puis elle s'est plainte d'être emplâtré, emboucanée, empestiférée, ensorcelée par cinq prêtres dont l'un est dans sa tête, deux dans sa gorge, un dans son ventre, l'autre dans son estomac. De plus, elle a des idées de négation extrêmement développées. « Elle est percée des deux bouts, elle a un trou entre les épaules, elle ne sent plus la nourriture descendre, cela tombe dans un puits. D'ailleurs elle n'a plus ses tripes. Il lui manque aussi un bout de fondement ; elle n'a plus de cœur, plus d'ongles, plus de luette, plus d'amygdales.

Elle n'a plus de sentiments, plus de mémoire, plus de pensée ; ils lui ont tout pris. Ils la faisaient se perdre dans la rue ; quand elle passait sur un pont, ils la poussaient à se jeter à l'eau malgré elle. Ils lui dictent tous ses actes. Ils font remuer ses doigts de pied. Ils la font parler malgré elle, surtout la nuit, et dire des tas d'horreurs. Ils la possèdent si bien qu'ils parlent par sa bouche, voient par ses yeux qui sont changés, ce qui fait qu'elle ne regarde jamais en face, de peur d'ensorceler les autres personnes.

Elle a des hallucinations verbales psychomotrices très développées, des plus nettes et presque continuelles. Les hallucinations sensorielles sont très rares, surtout par l'ouïe : il y en a du goût, de l'odorat et surtout de la vue.

Depuis cette époque, le délire n'a fait que s'accentuer, toujours dans le même sens. Ce sont toujours les troubles de la sensibilité générale et viscérale, les hallucinations motrices communes ou verbales qui prédominent. Les troubles sensoriels étant relégués tout à fait au second plan et n'existant même guère que pour la vue. Les idées de négation sont toujours des plus développées : La malade n'a plus d'amygdales ni de fondement, plus de luette ; ses membres sont disjoints ; son nombril est dérangé, elle n'a plus de pouls, plus de saignée, plus de veine aux bras ; son gosier est bouché et ils le lui ouvrent pour manger. Elle ne va pas à la garde-robe comme une autre personne ; les matières changent tous les jours. Elle n'a plus d'estomac, plus de conduit, elle digère par le dos. Elle n'a plus de hanches, tout son corps est contrefait. Ses yeux ne tournent plus, la prunelle est scellée ; ils n'agissent plus. Son cœur et son cerveau n'agissent pas non plus.

Tout cela est le résultat de la magie que les prêtres font dans son corps. Ce sont ces mauvais prêtres ou démons qui la gouvernent. Elle les désigne par leurs noms. Ils ont commencé par lui enlever ses facultés, puis ses organes. Ces prêtres lui parlent dans la langue qui remue comme si elle faisait : Zi… zi… zi, dans les yeux, le nez pour l'injurier. Dans ce dernier cas, elle les fait taire quelque temps en prenant une prise de tabac. Ils lui servent de pensée, parlent par sa bouche, la font agir ou l'en empêchent. Ils lui font voir aussi toutes sortes de choses : des gerbes d'or, des serpents, des lumignons, des prêtres en surplis, des têtes de morts. Parfois ils lui font perdre le fil de ses idées. Elle se croit si bien en leur puissance que lorsqu'elle parle de ce qu'elle fait ou dit, elle ne dit pas Je, mais Ils. Son lit marche la nuit ; tout son corps tremblote en dedans ; ils la font tomber dans les escaliers en la poussant. Ils conversent quelquefois ensemble, elle sent qu'ils se combattent, l'un veut, l'autre ne veut pas. Ce qui les fait parler haut, c'est une forte respiration et alors elle sent comme un vent froid qui lui sort de la bouche par le palais. Aussi, pour les faire taire, elle écarte les jambes et le vent sort alors par la matrice. Ils lui ont jeté le « Vermillon » dans les yeux. C'est comme un démon sous la forme d'un cloporte ; et c'est ainsi que leur esprit est en elle. Ils peuvent exercer la magie sur elle, grâce à des objets à elle appartenant et qu'ils ont en leur possession. Elle prétend qu'une de ses sœurs est ensorcelée comme elle et n'a plus ni amygdales, ni fondement. Son fils est également ensorcelé et c'est pour cela qu'il ne vient pas la voir. Lorsque nous lui disons l'avoir vu, elle prétend que c'est faux, que nous sommes la dupe d'une vision que les prêtres nous ont donnée et qu'ils nous ont également ensorcelé.

Signalons aussi les réactions diverses de la malade. Au début, elle changeait de place à l'église et de confesseur. Plus tard, elle a eu l'intention de se faire conduire au poste elle-même pour empêcher les prêtres de l'égarer dans la rue. Deux fois, elle est allée réclamer protection au commissaire de police. Elle a été trouver un magnétiseur qui lui a dit que c'était l'affaire d'un prêtre. Aujourd'hui elle ne cesse de demander à être exorcisée ; elle réclame sans cesse contre son internement, écrit lettre sur lettre, nous accuse de séquestration. « On ne séquestre pas, dit-elle, les gens qui n'ont plus d'amygdales ; cela était une preuve que je n'étais pas folle. Il suffit de m'exorciser ; si j'étais désensorcelée, je serais comme autrefois ». Par intervalles elle s'excite, injurie sur tous les modes les prêtres qui la tourmentent, répond à leurs interpellations. Nous l'avons vue un jour se placer devant une glace, grincer des dents, crisper les doigts devant ses yeux, en criant : « Oh ! les maudits » ! Elle essaye de se défendre contre les agissements des prêtres en plaçant son chapelet sur les parties qui sont le siège de ses souffrances, en mangeant du citron, ou en prisant, en écartant les jambes pour donner issue au souffle et les empêcher de lui parler. Parfois elle nous injurie, nous menace ; mais s'excuse ensuite en disant que ce n'est pas elle, mais les prêtres qui ont fait cela. Jamais elle n'a présenté aucun symptôme d'un état mélancolique.

L'examen de la sensibilité chez cette malade révèle un fait assez intéressant. Nous avons dit qu'elle se plaignait de n'avoir plus de fondement. Or, l'examen local révèle que la peau seule est sensible à ce niveau et que la muqueuse est totalement dépourvue de sensibilité. La sensibilité cutanée et sensorielle est d'ailleurs normale. Signalons enfin l'intégrité des appareils organiques et l'absence de signes bien nets de sénilité.

Le résumé de l'observation de cette malade à idées de négation très accentuées suffit pour montrer qu'il ne s'agit là nullement d'un cas de mélancolie. A aucun moment, ni antérieurement, ni au cours du délire actuel, elle n'a présenté aucun des symptôme de cette vésanie. Sa maladie a commencé par des troubles de la sensibilité générale et viscérale, des hallucinations motrices de toute espèce qui ont été l'occasion d'idées de négation et de possession. Mais le fond émotionnel et aboulique caractéristique des états mélancoliques, ainsi que les symptômes physiques qui leur sont ordinaires, ont toujours fait défaut.

Les caractères cliniques même du délire sont ici tout différents de ceux que l'on peut attribuer au délire de négation chez les mélancoliques.

Le délire ici n'est plus secondaire à des troubles émotionnels comme chez le mélancolique, mais n'est que l'interprétation de désordres hallucinatoires spéciaux.

L'absence de ces même troubles émotionnels lui enlève également ce caractère de peine, de douleur morale qu'il revêt dans les cas précédents.

Au lieu d'être absolument monotone, le délire se systématise progressivement ; chaque jour apporte un nouvel argument à l'appui des conceptions pathologiques.

Ici non plus, pas d'humilité ; la malade se plaint des tourments qu'elle subit, de la désorganisation de son corps, de ses facultés, mais ne se trouve pas pour cela déchue et inférieure aux autres. Qu'on l'exorcise et elle redeviendra comme tout le monde.

De même, il n'y a plus de passivité ni de résignation, et les différentes réactions que nous avons énumérées tout à l'heure, montrent au contraire à la place la lutte et la résistance.

De divergent ou centrifuge, le délire devient ici convergent ou centripète. Ce n'est plus aux autres que la malade craint de nuire, elle ne s'accuse pas elle-même, comme les négateurs de Cotard ; au contraire, elle accuse d'autres personnes d'être acharnées contre elle, de lui faire subir mille tourments, d'avoir désorganisé son corps, ses facultés, etc.

De même, plus de craintes pour l'avenir, plus de délire d'attente ; la malade ne se plaint que de faits passés ou de tourments actuels. Comme on l'a dit justement, elle est dans la situation d'un condamné et non plus d'un prévenu.

Ces différents caractères du délire de cette malade diamétralement opposés à ceux des délires mélancoliques, se rapprochent au contraire de ceux des délires de persécution.

Cependant la malade n'est pas une persécutée dans le sens habituel du mot. Les idées qu'elle émet et qu'on pourrait prendre au premier abord pour des idées de persécution, sont en réalité des idées de possession. C'est en elle qu'est l'esprit des prêtres qui la tourmentent, qui lui ont pris ses facultés, ses organes, qui la font agir et parler.

La différence entre ces idées de deux catégories s'explique bien par leur origine. Tandis que l'idée de persécution des vrais persécutés est primitive, simple exagération délirante des tendances natives particulières à l'individu, l'idée de possession, elle, n'est ici que l'interprétation donnée par la malade de désordres subjectifs (troubles de la sensibilité, impulsion...).

Les phénomènes hallucinatoires ne sont pas les mêmes dans les deux cas. Si les hallucinations visuelles de notre malade ressemblent à celles des persécutés, elles sont beaucoup plus fréquentes que chez eux. En revanche, elle n'a pour ainsi dire pas d'hallucinations auditives, mais dès le début, elle a eu des hallucinations verbales motrices très développées.

De même les troubles de la sensibilité générale et viscérale, les troubles psychomoteurs ont prédominé dès le début, tandis que chez le persécuté, s'ils existent parfois au début, ils s'accentuent plutôt à une période déjà avancée de la maladie.

Les désordres spéciaux que nous avons signalés chez notre malade se sont traduits de suite par une dissociation, un dédoublement de la personnalité constituant le fond même de la maladie ; tandis que le délire de persécution, s'il s'accompagne de ces mêmes symptômes à une certaine période, si alors la personnalité se dissocie, au moins nécessite-t-il, pour son développement antérieur, l'intégrité complète de la personnalité dont il représente une déviation, une évolution anormale, mais non une désagrégation.

Quant aux idées hypocondriaques, on ne les remarque guère sous la forme négative chez le persécuté vrai. Il en est bien sans doute qui sont comme une de nos malades, se plaignant qu'on la dédouble, qu'on lui enlève des morceaux de son corps, qu'on l'étripaille, que sa tête est placée sur le corps d'une autre personne, qu'on s'empare de sa pensée. Mais elle ne tarde pas à rentrer en possession des organes qui lui manquent et qui ne sont jamais détruits. Elle recouvre de même l'usage de ses facultés. Cette conviction particulière à ces malades persécutés engendre même souvent chez eux des idées spéciales que nous avons jadis étudiées sous le nom d'idées de défense[14], bien nettes chez une de nos malades, qui se plaignait qu'on lui enlevait des morceaux d'os, qui lui étaient remis ensuite par les raccommodeurs et surtout par les raccommodeuses, dames pleines de charité, de dévouement et d'abnégation pour l'humanité.

Cependant, on rencontre quelquefois chez les persécutés de véritables idées de négation. Mais alors on constate chez eux en même temps le développement de certains phénomènes analogues à ceux de l'observation précédente, tels que les hallucinations motrices de toute espèce, des impulsions, des troubles de la sensibilité viscérale, tous signes d'une dissociation déjà accentuée de la personnalité, très voisins, ainsi que nous l'avons dit plus haut, de l'idée de possession. Nous avons observé récemment encore un cas de ce genre à l'asile de la Roche-Gandon, dans le service de notre collègue, le docteur Frièse.

La malade, bien connue de Leuret, serait peut-être aussi un exemple semblable.

Le délire des négations systématisé peut donc se présenter en dehors de la mélancolie et avec des caractères tout à fait

14. J. Séglas et P. Bezançon, *Ann. méd. pschy.*, janvier 1889).

différents de ceux qu'il revêt dans ce dernier cas. Il est plus voisin alors du délire de persécution que du délire mélancolique, et tandis que dans un cas il s'accompagne d'idées mélancoliques ayant le même fondement psychologique, dans l'autre, ce sont des idées de possessions voisines des idées de persécution qui font cortège aux idées de négation ; cette dernière forme, ainsi que l'avait dit Cotard, semblant établir comme une transition entre les délires mélancoliques et les délires de persécution.

Pour ce qui est dans ce cas de la pathogénie de l'idée de négation, de possession, notre malade peut nous fournir des renseignements utiles.

Dans un travail antérieur, nous avions essayé de montrer que dans le délire mélancolique, les idées de négation sont nettement secondaires, c'est-à-dire dépendent d'altérations de la personnalité survenant sous le coup de modifications de sa base organique et de la sphère affective et motrice de la vie psychique.

Dans les cas semblables à celui de notre malade, à en juger au moins par son exemple, nous voyons également les idées naître secondairement à d'autres phénomènes, manifestations d'une désagrégation de la personnalité, tenant toujours le premier plan du délire et qui sont les troubles de la sensibilité générale et viscérale et les désordres psychomoteurs. Si bien que l'on peut dire, pour nous servir d'une expression de Cotard, que dans tous ces cas, le délire de négation est un délire d'origine psychomotrice.

Messieurs, si la question de la valeur diagnostique du délire des négations est déjà difficile, combien plus encore nous devons être réservés en ce qui concerne la question du pronostic.

J'ai essayé dans ce qui précède de montrer que tout en conservant le type décrit par Cotard il y avait intérêt à en étudier les variations. Ce n'est que lorsque nous connaîtrons mieux tous ces aspects différents du délire dans ses symptômes, dans ses causes que nous pourrons en tirer des conclusions utiles au point de vue du pronostic.

Aussi pour le moment ne pouvons-nous guère parler que d'une façon très générale. Si dans certains cas, les idées de négation prises dans leur ensemble paraissent entraîner un pronostic grave, il en est d'autres cependant, ainsi que l'avait signalé Cotard, qui peuvent guérir. Mais le pourquoi de cette différence est bien difficile à préciser, et je pense qu'actuellement nous ne pouvons que nous en tenir à la conclusion 9 du rapport portant en substance que le pronostic dépend avant tout de l'espèce nosologique sur laquelle se sont entées les idées délirantes spéciales.

En l'absence d'une base de classement certaine parmi les différentes formes de délire de négation, le pronostic devra prendre en considération les antécédents du malade, son âge, la marche antérieure de l'affection, le degré de systématisation du délire en distinguant les simples tendances à la négation du délire confirmé, la négation morale de la négation physique ; cette dernière toujours plus grave, marquant une désagrégation plus profonde de la personnalité dont elle intéresse la base organique. Il importera aussi de juger de l'ensemble du délire, des idées co-existantes, de la disparition des troubles mélancoliques avec persistance des idées délirantes, des symptômes sous-jacents, troubles de la sensibilité, hallucinations, impulsions qui peuvent fournir autant d'indications précieuses pour le pronostic.

Mais, même en cas de disparition du délire, l'intelligence du malade reste amoindrie ; la personnalité du malade, dont le délire de négations a mis en évidence le défaut de cohésion, ne retrouve jamais un équilibre parfait ; et, si le malade peut sortir de l'asile sain en apparence, il n'en reste pas moins un déséquilibré toujours sous la menace de nouveaux accidents délirants.

Une remarque intéressante et que M. Camuset à bien mise en relief est que le délire des négations semble être l'apanage des cerveaux invalides, et sa seule constatation pourrait peut-être avoir la même signification que celle d'autres délires se présentant dans les mêmes circonstances, le délire des grandeurs, par exemple.

Comme le délire des grandeurs, on rencontre le délire des négations dans la paralysie générale, chez les faibles d'esprit. On le rencontre encore chez les séniles, dans les délires systématisés à début tardif survenant dans la période d'involution. Les mélancoliques, qui ont du délire des négations, le fait a été noté par Cotard et par M. Camuset sont presque tous des héréditaires. Et de même que l'idée de grandeur chez le persécuté, survient d'autant plus vite que l'intelligence semble avoir moins de force de résistance, de même certains mélancoliques n'arrivent au délire des négations confirmé qu'après une longue période délirante, ayant ébranlé fortement les facultés, tandis que d'autres sans doute à cerveau moins valide, présentent le même délire au premier accès ; si bien, comme nous le disions plus haut, que les variations qui existent entre ces différents mélancoliques-négateurs résident peut-être pour beaucoup dans l'intensité de la prédisposition.

Cette remarque n'est pas sans importance au point de vue d'un pronostic général en donnant à l'idée de négation la signification d'une atteinte profonde des facultés intellectuelles, soit acquise par le fait même de la maladie psychique auquel elle fait cortège, soit par l'effet d'une grave prédisposition héréditaire, nous laissant toujours en présence d'un vice de constitution psychique, même en cas de disparition de l'idée délirante.

Messieurs, je ne veux pas abuser plus longtemps de votre bienveillante attention, et je me résumerai dans les conclusions suivantes :

1) En dehors des idées de négation qu'on rencontre par exemple chez les paralytiques généraux, les faibles d'esprit, les séniles, il y a des délires de négation systématisés :

2) Il existe dans la science un nombre suffisant d'exemples de mélancoliques anxieux avec délire de négation systématisé à marche progressive correspondant au type décrit par Cotard et qui, dès lors, doit être conservé ;

3) La présence des idées de damnation ou bien de possession, ou même d'immortalité n'est pas indispensable pour le diagnostic de ce délire de négation, lorsque l'on peut constater soit des idées délirantes de même nature mélancolique, soit l'existence de troubles psychiques de même ordre bien que moins accentués que ceux dont elles sont l'interprétation ;

4) Il existe certainement des cas de mélancolie avec délire de négation dont l'aspect clinique et l'évolution diffèrent plus ou moins du délire typique de Cotard. Mais ces cas n'infirment pas les premiers ; ils doivent être considérés comme des cas moins complets, frustes, des variations que des recherches ultérieures préciseront dans leurs symptômes,

leur marche, leur étiologie, ainsi qu'il a été fait pour les délires de persécution ;

5) Le délire des négations systématisé peut se rencontrer en dehors de la mélancolie, avec des caractères cliniques tout différents. Certains cas sembleraient constituer des formes de passage entre les états mélancoliques et les délires de persécution ;

6) Le pronostic du délire des négations ne peut être fixé d'une manière absolue tant qu'on ne connaîtra pas mieux les différentes variétés. Tandis que certains négateurs guérissent, d'autres restent incurables. On ne peut que s'inspirer pour le pronostic, de la détermination de l'espèce nosologique et aussi de tous les détails particuliers relatifs au malade et à la maladie. Toutefois, on peut dire d'une manière générale que l'idée de négation est toujours le fruit d'un cerveau invalide, soit congénitalement, soit par le fait des désordres psychiques antérieurs.

M. Falret. – Je crois qu'en signalant l'existence du délire des négations, Cotard a fait faire un très grand progrès dans l'étude des mélancolies, comme l'avait fait Lasègue en décrivant le délire de persécution. Le délire de négation existe, il a une évolution progressive, semblable à celle du délire de persécution. Il commence par de l'hypocondrie simple, mentale, puis apparaît de la mélancolie anxieuse. Le malade est aux prises avec de l'anxiété physique et morale ; il a des conceptions délirantes les plus diverses, de ruine, de culpabilité, d'indignité et de damnation. Mais ce délire est encore possible et acceptable ; ce n'est que plus tard, à une période avancée, qu'apparaissent les idées délirantes réellement absurdes. Enfin à la période terminale se montre un délire d'énormité qui est une sorte de délire des grandeurs de forme mélancolique. C'est comme une échelle ascendante du délire depuis l'hypocondrie jusqu'au délire le plus excessif et le plus absurde.

Ce délire des négations est peu connu, mais on le constatera de plus en plus fréquemment, à mesure qu'on examinera plus attentivement les aliénés dans ce sens. Pour ma part, je l'ai constaté souvent, non seulement chez les malades de la ville, mais aussi dans les asiles d'aliénés.

Le délire des négations a une évolution naturelle, clinique, et il convient de faire pour cette variété de délire ce qu'on a fait pour le délire de la persécution. Mais ce qu'il faut bien établir, c'est qu'à côté du délire de négation essentiel il existe des idées délirantes de négation qu'on rencontre dans diverses formes de maladies mentales, dans la paralysie générale notamment. C'est ce que Cotard a bien établi et ce serait une erreur de croire qu'il ait voulu faire de tous les délires de négation une unité pathologique.

En ce qui concerne le pronostic, on peut dire que le délire de négation est un signe de chronicité avancée. A ce point de vue, c'est un signe peu favorable, mais ce n'est pas, ainsi qu'on pourrait le croire, un signe d'insurabilité absolue. J'ai vu, pour ma part, des cas qui, après avoir duré cinq ou six ans ont fini par guérir et qui appartenaient à des formes intermittentes.

Un cas de mélancolie anxieuse avec idées de négation et altération de la personnalité.

Par le Docteur Pichenot
Médecin-adjoint de l'Asile d'Aliénés d'Auxerre (Yonne).

Femme de 60 ans. – Antécédents héréditaires : père original, excentrique, avec sentiments affectifs peu développés. Cousine germaine de son père ayant présenté des troubles intellectuels de nature hystérique. Plusieurs collatéraux nervosiques.

Étant jeune fille, Mme X… a toujours été scrupuleuse, nerveuse et très impressionnable surtout à l'époque de l'évolution pubère. Au début de son mariage à 22 ans, très attachée à son mari, elle s'occupait régulièrement de son intérieur lorsqu'à la suite d'une première couche elle est prise d'un accès de mélancolie avec préoccupations exagérées, aversion subite pour son mari et son jeune enfant. Elle ne peut plus les voir, elle est une mauvaise mère, incapable de quoi que ce soit, indigne de vivre et sous l'influence de ces idées délirantes commet une tentative de suicide par submersion.

Quelques mois après, Mme X... recouvre l'usage normal de ses facultés ; mais 13 ans plus tard, en 1867, survient une seconde grossesse et trois semaines après l'accouchement elle est reprise, suivant sa propre expression, de la maladie de l'aversion à l'égard des siens. Anxiété, surexcitation avec exacerbation périodique : délire systématisé, loquacité incohérente, actes désordonnés, répète sans cesse qu'elle est une femme mécanique ; elle n'a plus ni cœur, ni âme, ni sang : son corps est de bois, son cœur de fer ; elle est immortelle, incombustible, insubmersible, demande qu'on lui fasse des incisions sur le corps pour prouver sa non existence et son insensibilité à la douleur ; sommeil presque nul, surexcitation anxieuse plus vive pendant la nuit, se livre même à des actes de violence à l'égard des personnes qui lui déplaisent dans son entourage. Notons que l'alimentation reste facile, spontanée et le besoin de manger se traduit même par une voracité sans mesure.

Cet état délirant persiste pendant deux mois environ, puis s'atténue progressivement et rentrée dans sa famille, la guérison s'établit d'une façon à peu près complète : il lui reste seulement quelques préoccupations secrètes de nature hypocondriaque.

En 1871, pendant l'occupation de son pays par les Prussiens, et plus tard en 1882, à l'occasion du mariage de sa fille, elle présente pendant quelques semaines des troubles de même nature que précédemment. Elle a des hallucinations de la vue ; à plusieurs reprises voit des femmes sans tête et en conclut que la sienne doit disparaître ainsi. Elle a également la vision d'un homme habitant Jérusalem et condamné comme elle à vivre éternellement, dans les mêmes souffrances. Il est à remarquer qu'à cette époque les intestins sont encore indemnes et que Mme X... continue de s'alimenter librement.

Dix ans s'écoulent ensuite dans un parfait état de calme et de raison, lorsqu'au commencement de cette année, 1892, sans cause déterminante appréciable, se déclare un nouvel accès de délire mélancolique de même nature, mais plus intense que les précédents et compliqué d'un refus absolu de manger.

Lorsque nous l'examinons, elle est dans un état d'anxiété extrême avec surexcitation générale, incohérence dans les idées et désordre complet dans les actes : ne peut rester en place, gémit, se lamente, gesticule, pousse des cris, se frappe la poitrine et cherche à quitter ses vêtements pour montrer que son corps n'est plus rien. Répète sans cesse que son cerveau est de pierre, son cœur de bois, ses yeux desséchés ; ses intestins n'existent plus, sont obstrués ; il est inutile de la faire manger, rien ne peut plus passer. Elle voudrait mourir, mais elle ne le peut plus, elle est immortelle, condamnée à vivre ainsi éternellement pour expier les fautes dont elle est coupable et Dieu lui-même n'existe plus pour la délivrer. Elle a une aversion profonde pour son mari, sa fille et son gendre qu'elle aimait cependant beaucoup auparavant : ils n'existent plus pour elle ; elle ne pourra plus jamais vivre avec eux ni même les voir : elle ne guérira jamais. A tout instant, elle porte la main à la gorge, accuse des étouffements dans cette région et demande qu'on lui donne de l'air. Sensibilité cutanée notablement diminuée. Bien qu'elle ait été hallucinée à l'époque de l'accès précédent, rien ne prouve qu'elle le soit actuellement. En parlant d'elle-même elle s'exprime toujours à la troisième personne.

En présence de son refus de manger, on l'alimente à la sonde ; d'autre part on lui donne des bains et des injections de morphine qui ramènent peu à peu le sommeil et une accalmie générale. Au bout de cinq jours, elle déclare que pour éviter le supplice de la sonde, elle veut bien manger seule tout en ajoutant que cela n'aboutira à rien puisque ses intestins n'existent plus et restent bouchés.

Aujourd'hui elle présente un degré d'amélioration très appréciable, se montre calme, soignée dans sa tenue, s'occupe de travaux à l'aiguille, s'alimente régulièrement et dort mieux ; mais malgré cette apparence de raison, elle est encore mélancolique, voit tout en noir et reste toujours sous l'influence de ses idées délirantes. Elle continue à parler d'elle-même à la troisième personne, et lorsqu'on lui demande alors de qui elle veut parler : « C'est de moi, répond-elle avec un ton plaintif, je suis si coupable, si honteuse de ma personne ainsi transformée et hideuse, que j'en parle comme d'une autre moi-même ». Mme X..., on le voit, paraît avoir perdu sa personnalité et vivre de la vie d'une autre.

Elle ne peut entendre une cloche ou voir un prêtre sans en être péniblement impressionnée, car elle n'a plus d'âme, il n'y a plus ni Dieu, ni Diable, ni religion.

Bien que l'affection mentale soit déjà ancienne, Mme X... a conservé toute son intelligence, assez développée du reste ; elle est douce et sensible aux attentions qu'on a pour elle. La conversation n'est pas dépourvue d'intérêt ; elle fournit sur son existence des renseignements qui paraissent précis ; mais tout à coup elle interrompt la conversation, élève les bras, pousse un gémissement et répète ses phrases habituelles : « Elle est automatique, éternelle, pierre et bois ; personne ne peut la comprendre, il n'existe ni médecin ni médicament pour la guérir ; elle travaille, mais ses mains agissent mécaniquement. Elle mange par frayeur de la sonde ; mais c'est inutile, ses intestins restent obstrués ; son cœur est remplacé par une horloge en bois, qui en sonnant, l'oblige à crier pierre et bois ».

Nous nous trouvons ici en présence d'un cas de mélancolie anxieuse où le délire des négations est très marqué. Cette affection paraît avoir évolué sur un fond hystérique avec prédispositions héréditaires, deux circonstances qui en aggravent le pronostic. A forme primitive intermittente, le délire mélancolique, après cinq accès, paraît tendre à la chronicité. Les idées de négation ne se sont pas manifestés d'emblée : greffées sur un état primitif de mélancolie à forme hypocondriaque, elles se sont développées, caractérisées progressivement et à chaque accès nouveau, nous voyons le cadre s'élargir pour arriver à une négation presque absolue dans laquelle l'hypocondrie physique domine la scène.

On ne constate chez Mme X... ni idées de possession, ni idées d'empoisonnement ou de persécution proprement dites ; elle est seule coupable, rapporte à elle-même toutes ses souffrances et ne paraît subir aucune influence nocive extérieure. Elle se dit bien condamnée à vivre éternellement malheureuse, mais ignore par qui.

J'ai eu plusieurs fois l'occasion de constater des idées de négation chez des persécutés, des paralytiques généraux, des hystériques et d'autres mélancoliques : mais ces idées de négation n'étaient pas aussi nettement caractérisées que dans le cas rapporté ici et disparaissaient en général assez rapidement pour céder la place au délire propre à chacune de ces affections morbides. Ce qui m'a engagé à communiquer cette observation détaillée au Congrès de Blois, où devait se discuter l'intéressante question du délire des négations, c'est que Mme X... présente des rapports assez étroits avec les délirants négateurs de Cotard ; mais malgré cette affinité, je ne crois pas devoir me ranger à l'opinion de notre savant et regretté confrère qui paraît tendre à faire de ces idées de négation un délire spécial, et je ne pense pas qu'il puisse y avoir lieu de créer dans le cadre, assez vaste déjà, des maladies mentales, une espèce pathologique distincte pour ce genre d'idées délirantes.

A mon avis, les idées de négation ne constituent pas une entité spéciale, elles ne sont qu'une conséquence, un syndrome, une expression particulière plus ou moins fréquente, plus ou moins accentuée d'une des entités morbides citées tout à l'heure et plus particulièrement de la mélancolie anxieuse.

Qu'il me soit permis d'ajouter aussi que sur ce point je me trouve en parfaite communion d'idées avec M. le docteur Lapointe, mon distingué et sympathique chef de service. Pour lui, le délire des négations ne paraît pas non plus devoir être considéré comme une entité morbide. C'est simplement une forme ou mieux un attribut obligé du délire mélancolique : dans celui-ci, en effet, les tendances morbides des malades se résument à affirmer tout ce qui leur est contraire et à nier tout ce qui est de nature à pouvoir leur être favorable. S'il repose sur un fond de nervosisme ou d'hystérie, ce qui arrive souvent dans le cas d'hérédité, ces tendances confinent facilement à ce qu'on pourrait appeler l'Extravagance dans les idées délirantes. C'est alors qu'on entend les malades dire que leur situation est au-dessus de toutes ressources, que personne n'y peut rien, parce qu'ils n'ont plus d'estomac, que leurs intestins sont bouchés, que leur corps tout entier est de pierre, de bois, etc., et encore que Dieu seul ou la mort pourrait remédier à un tel état, mais que Dieu n'existe pas et qu'ils sont immortels, etc.

En un mot, dans le délire mélancolique, les malades voient tout en noir et nient tout ce qui ne cadre pas avec leurs conceptions délirantes ; mais on ne peut faire de cette tendance, qui leur est propre, un délire spécial, le Délire des négations.

M. Carrier. – Messieurs, je n'ai pas la prétention d'apporter dans ce débat des documents d'une bien grande importance. Cependant comme il s'agit d'une question essentiellement clinique, les quelques faits que chacun peut rapporter peuvent avoir une certaine valeur, soit en les comparant, soit en les ajoutant à ceux qui sont déjà connus. C'est ce qui m'a engagé à prendre la parole.

Depuis longtemps mon attention a été attirée sur les faits du genre de ceux auxquels Cotard et M. Séglas ont fait allusion, et, pour mon compte, je considère leur appréciation comme absolument légitime et conforme à la vérité clinique.

Il est certain, en effet, que parmi les mélancoliques anxieux qui montrent un degré plus ou moins prononcé d'angoisse morale, qui se désolent et ne cessent de gémir sur leur triste sort, sur leur indignité, leur damnation ou leur possession ; tous symptômes qui constituent une maladie connue de tous, la mélancolie anxieuse commune, qui n'est pas de celles qui effrayent beaucoup le praticien, car le plus souvent elle est susceptible de guérison, il est d'autres malades qui, aux conceptions délirantes de damnation ou d'indignité que je viens d'énumérer, joignent des idées hypocondriaques plus ou moins absurdes ; ils n'ont pas de bouche, pas d'estomac, pas d'intestins ; ils ne peuvent ni manger, ni accomplir aucune fonction naturelle ; ils ne peuvent ni vivre, ni mourir et ils cherchent assez souvent à se suicider tout en déclarant qu'ils sont immortels.

Ceux-là paraissent bien plus gravement atteints, en général ils ne guérissent pas et beaucoup meurent dans le marasme.

Depuis 1883, j'ai observé quatre malades qui avaient paru présenter ce tableau clinique :

La première était une femme de 38 ans qui, après avoir montré du délire lypémaniaque religieux (elle était possédée du diable auquel elle attribuait des malaises dont elle souffrait dans tout le corps) et une grande anxiété, se mit à répéter qu'elle n'avait ni bouche, ni estomac, ni ventre, qu'elle ne pouvait plus manger, ni respirer, ni aller à la garde-robe. – Tout cela étant causé par le diable. – Elle ne pouvait ni vivre ni mourir, elle était retournée et montrait une contradiction permanente des muscles abdominaux. Comme elle refusait toute nourriture, on dût pendant longtemps la nourrir à la sonde. Malgré tout ce que l'on put faire le dépérissement physique s'accentua lentement et au bout de trois ans, elle mourut dans le marasme.

La deuxième date de 1889, c'était une femme de 39 ans qui, après des inquiétudes, devenues de véritables obsessions mélancoliques au sujet de sa santé, s'était mise à dire que ses intestins étaient retournés, qu'elle ne pouvait rien digérer, que sa matrice était pourrie, tout cela avec une anxiété extrême. Elle ne montrait pas d'immortalité, mais elle affirmait qu'elle ne pouvait pas guérir, ni vivre. Malgré toutes les tentatives de traitement cette malade montre encore le même délire, avec une dépression physique de mauvais augure.

Une troisième malade, âgée de 54 ans, à la suite de chagrins domestiques, montre du délire mélancolique anxieux ; elle a peur de tout, et elle réalise entièrement le type de l'aliéné gémisseur. Puis au bout de quelques temps, elle se met à dire que sa matrice est abîmée, que son estomac ne fonctionne plus, qu'elle ne peut guérir, enfin qu'elle ne peut ni vivre, ni mourir. Cette malade que j'observe et que je traite depuis un an et demi, ne montre encore aucune modification dans son état délirant et sa santé physique s'altère visiblement.

Enfin une quatrième malade entre dans mon établissement l'an dernier après s'être tiré un coup de fusil dans le flanc gauche, d'où il était résulté une plaie affreuse que j'eus beaucoup de peine à faire cicatriser. Cette tentative de suicide avait été déterminée par les idées délirantes d'indignité et de démonomanie, elle faisait le malheur de tous les siens. Mais depuis son accident elle se mit à déclarer qu'elle ne pouvait plus mourir, qu'elle était immortelle, qu'elle était une grande criminelle, une damnée, puis qu'elle n'avait plus de bouche, plus d'yeux, et que ses intestins étaient bouchés.

Cette malade, après des alternatives d'amélioration relative, est encore dans le même état malgré tous les traitements.

Tels sont les quatre faits que j'ai observés et qui me paraissent devoir s'ajouter à ceux qu'a réunis M. Camuset. Il est évident qu'ils montrent une évolution toute autre que celle de la mélancolie anxieuse proprement dite et qu'ils n'ont notamment aucune tendance à la guérison.

Un fait que j'ai aussi remarqué : c'est que tandis que les mélancoliques anxieux ordinaires sont le plus souvent guéris par le traitement opiacé à doses progressives, ces mélancoliques hypocondriaques négateurs ne sont nullement impressionnés par ce mode de traitement.

Ces deux genres de malades se distinguent donc par bien des côtés : par l'expression symptomatique, par l'évolution, et par la différence d'action d'un traitement chez les uns et les autres.

Est-ce assez pour affirmer qu'il s'agit là de deux maladies distinctes ?

Je croirais plutôt que le délire des négations constitue une phase plus anxieuse de la maladie.

Dans tous les cas, cliniquement, on ne saurait les confondre et, pratiquement, on doit se comporter différemment dans l'un et l'autre cas.

M. Charpentier (de Bicêtre). – Depuis dix ans, j'ai vu un assez grand nombre de malades qui avaient des idées de négation, mais je n'en ai pas rencontré un seul qui répondit au type créé par Cotard. Je crois que cet auteur a surtout été séduit par le mot et qu'il a voulu opposer le délire des négations au délire des persécutions.

Je suis loin de nier la valeur des idées de négation dans la mélancolie anxieuse, mais je prétends que la chose est connue depuis longtemps et je ne crois pas qu'on puisse trouver dans le travail de Cotard une maladie nouvelle ; il y a seulement un mot nouveau.

M. Ch. Vallon. – Comme M. Régis, et, contrairement à l'opinion exprimée par M. Camuset dans son excellent rapport, je ne crois pas que Cotard ait eût l'intention d'ériger le délire des négations en entité morbide distincte. En dehors des idées de négation qu'on peut rencontrer dans diverses formes d'aliénation mentale, je crois qu'il faut considérer le délire des négations type comme une phase dans l'évolution des mélancolies chroniques, et c'est là, il me semble, l'idée de Cotard. Eh bien, si je m'en rapporte à mon expérience personnelle, cette période de négation, dans les mélancolies chroniques, est précédée d'une autre période qui ne me paraît pas avoir été suffisamment mise en lumière, d'une période de doute caractérisée par des idées délirantes qu'on pourrait appeler, qu'on me passe l'expression, un délire d'interrogation. Avant de nier l'existence de quelque chose, de quelqu'un, de lui-même, il doute de l'existence de ce quelque chose, de ce quelqu'un, de lui même et on l'entend pendant un temps plus ou moins long s'interroger à haute voix et dire : telle chose existe-t-elle, telle personne existe-t-elle, est-ce que j'existe moi-même. Puis elle finit par répondre : non cela n'existe pas, non telle personne n'existe pas, non je n'existe pas moi-même ; elle ne doute plus, elle ne s'interroge plus, elle nie formellement : c'est la période de négation confirmée.

Entre ces deux périodes, il y a une phase dans laquelle se mélangent et l'interrogation et la négation.

Chez une mélancolique de 50 ans que j'ai observée récemment, ces deux états de doute et de négation existaient simultanément et associés d'une façon singulière. La malade niait sa propre existence, niait celle des personnes présentes et, au contraire, elle n'émettait que des doutes sur l'existence des personnes absentes. J'étais avec son gendre et elle disait mais mon gendre ce n'est pas vous qui êtes ici, vous êtes mort, vous n'existez pas, vous M. le docteur vous n'existez pas, puis parlant de son mari qui était absent elle ne niait pas son existence, mais disait seulement existe-t-il, vit-il.

Voilà donc une femme qui niait formellement l'existence des personnes présentes et doutait seulement de l'existence des personnes absentes. J'ai cherché une explication aux phénomènes observés, mais parmi celles que l'on peut donner aucune ne me satisfaisant pas entièrement, je préfère ne pas entrer dans la discussion de l'interprétation des faits et m'en tenir aux faits eux-mêmes.

M. Riti (Charenton). – Cette période d'interrogation me paraît ressembler beaucoup à la mélancolie perplexe décrite par Lasègue ; cette mélancolie perplexe est, on le sait, prodromique de la mélancolie anxieuse.

M. Doutrebente. – Avant d'avoir entendu l'exposé si limpide que M. Falret vient de faire des idées de Cotard sur le délire des négations, je n'étais pas arrivé à me faire une opinion bien nette de ce qu'il fallait entendre par le Délire des négations, en dehors des idées banales de négation, que j'avais pu observer en maintes circonstances ; j'étais dans la phase d'interrogation dont vient de parler mon excellent ami M. Vallon. Je dois avouer que M. Falret m'a convaincu et que j'adopte pleinement sa manière de voir. Par contre, je n'ai pas été touché par l'argumentation que M. Charpentier vient de développer devant vous puisque, à des faits observés par nos collègues, il a opposé simplement une fin de non recevoir en disant : je ne crois pas à l'existence du délire des négations parce que depuis dix ans je n'en ai pas observé un seul cas.

M. Paul Garnier. – D'après M. Camuset, notre regretté collègue Cotard a entendu décrire une véritable entité, sous le vocable : Délire des négations.

A en croire M. Régis, au contraire, telle n'a point été sa pensée. Cette différence d'interprétation semblerait indiquer que l'idée de Cotard ne se dégage pas d'une manière très positive. Où est la vérité ? Qui a raison de M. Carmuset, ou de M. Régis ? Nous venons d'entendre M. Falret qui a certainement le mieux connu la pensée de l'auteur. Que nous a-t-il dit ? D'une façon formelle, il a affirmé que Cotard avait eu l'intention de réaliser et avait réalisé en effet, ce qu'avait tenté si heureusement Lasègue, lorsqu'il a dégagé du groupe compacte des mélancolies d'Esquirol, le délire des persécutions.

Il faut donc prendre la tentative de Cotard pour ce qu'elle paraît être réellement, à savoir la création d'un type nosologique, « comme le délire des persécutions de Lasègue ». A ce titre, j'avoue que je ne puis l'admettre.

Ce serait, en somme, et la comparaison s'est tout de suite imposée, au point de vue évolutif, ce serait dis-je, dans la variété des délires mélancoliques, l'analogue de ce qui se passe dans le délire chronique des persécutions, dans ce que j'ai crû pouvoir appeler « la psychose systématique progressive ».

Cette tentative, à coup sûr intéressante, soumise depuis une dizaine d'années au contrôle clinique de chacun de nous, a-t-elle pour elle, aujourd'hui, l'appui de faits décisifs ?

Il faut dire qu'elle émanait d'un esprit fort distingué, qui a apporté dans l'analyse des états mentaux qu'il a décrits, ses qualités de psychologues érudit et sagace.

On a pensé que le temps était venu de se prononcer sur la réalité de ce nouveau type morbide. Mais, Messieurs, je crois qu'il est une déclaration préalable qu'on peut et qu'on doit faire. Si nous soumettons aujourd'hui les idées de notre regretté collège Cotard, sur ce point particulier, à des critiques que la vérité scientifique réclame, il convient de reconnaître bien haut qu'il y a toujours à admirer la profondeur de ses aperçus, sa conscience de vrai savant qui fait que nous saluons respectueusement sa mémoire.

Quel est donc le jugement à porter sur la tentative si curieuse de Cotard ? Il m'a semblé, Messieurs, qu'il était exprimé avec une grande clarté et une véritable impartialité dans le remarquable travail de notre collègue M. Camuset, que le Congrès a eu la bonne fortune d'avoir comme rapporteur de cette intéressante question.

Avec notre collègue, je crois qu'il convient de dire que Cotard a été entraîné par un besoin hâtif de généralisation. – Quant à moi, je déclare que je n'ai pu retrouver au milieu des malades assurément nombreux que j'ai pu observer, le type morbide qu'a crû entrevoir Cotard. Certes, Messieurs, j'ai constaté comme chacun de nous, sans doute, des idées de négation chez des lypémaniaques anxieux. La négation, est dans la disposition, la tournure morale du mélancolique anxieux ; la non-existence est une tristesse, et, pour lui, la tristesse est dans tout. La négation est sa formule de désespérance absolue, de là sa nihilomanie systématique, passez-moi le mot. Mais on peut dire qu'il ne nie que pour affirmer son malheur, son immense détresse. – Et cela est si vrai que dans son besoin d'attester sa situation lamentable, ce négateur va déclarer qu'il est condamné à l'immortalité afin de toujours souffrir.

Or, Messieurs, qu'est-ce qu'il y a de plus contradictoire avec l'idée de négation et l'idée de non-existence que l'affirmation de son immortalité.

Je ne pense pas qu'on doive voir dans les idées de négation autre chose qu'une formule adéquate au sentiment que le mélancolique a de sa position misérable.

Y voir l'expression d'un délire spécial d'une maladie à part me paraît être une opinion difficile à justifier par la clinique.

M. Camuset n'a pu, parmi toutes les observations qu'il a réunies avec un grand soin, en trouver une seule s'adaptant bien au type idéal entrevu par Cotard. Même celle de

M. Régis, qui semble s'en rapprocher le plus, en diffère d'une manière bien notable, puisque les idées de négation et d'immortalité n'ont pas obéi à la loi d'évolution posée par Cotard.

J'estime donc, avec l'honorable rapporteur, que la clinique n'autorise pas à voir dans les idées de négation du mélancolique anxieux, idées si finement analysées par Cotard, une espèce morbide. Ma seconde conclusion et, celle-là réunira sans doute tous vos suffrages, est qu'il y a lieu de savoir grand gré à M. Camuset de nous avoir présenté la question sous une forme attachante, et de l'avoir interprétée d'une manière aussi judicieuse.

M. Gilbert Ballet (Paris). – Cette question du délire de négation ne doit pas être résolue d'une façon théorique et par des raisonnements à priori, mais à l'aide de faits cliniques bien observés. Peu importe de savoir si Cotard a voulu constituer une entité morbide ; ce qu'il faut se demander, c'est si les faits publiés par Cotard sont exacts. La chose n'est pas douteuse. Il y a donc des cas de délire de négation à évolution progressive.

Je suis aussi surpris, aujourd'hui, de voir nier par M. Garnier les faits de cet ordre, que j'étais autrefois étonné de voir mettre en doute les faits de délire chronique à évolution systématique sur lesquels M. Garnier et d'autres ont appelé l'attention.

Le délire des négations est-il fréquent ? Se présente-t-il toujours avec les mêmes caractères ? Assurément non, ce me semble. Et je suis d'accord avec M. Garnier, quand il nous dit que ce délire habituellement tardif peut, dans certains cas, survenir d'une façon précoce dans la mélancolie.

Voici un fait qui m'est personnel et dans lequel le délire de négation s'est montré très rapidement au cours d'un état mélancolique.

C'était chez une femme qui atteinte de mélancolie vulgaire (idées de damnation et de ruine) en décembre 1891. Le 15 février 1892, c'est-à-dire au bout d'un mois et demi apparut, après une courte période de rémission, un délire de négation tout à fait caractéristique.

En me basant sur les faits, je crois donc qu'on peut affirmer l'existence du délire de négation et dire, qu'il est tantôt précoce, tantôt tardif.

Quant au pronostic, il est difficile de savoir quel il est. Si dans la majorité des cas l'incurabilité est la règle, il en est quelques-uns cependant qui se sont terminés favorablement.

M. Rouby (de Dôle). – Mes observations personnelles me portent à considérer le délire des négations comme le résultat de troubles hallucinatoires qui doivent être rattachés à une altération du grand sympathique.

M. Régis. – Le délire de négation n'est pas accepté aujourd'hui par ceux qui n'ont pas eu l'occasion d'observer des malades qui en étaient atteints. J'ai la conviction que ce doute finira par disparaître, quand de nouveaux cas auront été publiés. L'attention étant attirée de ce côté, je ne doute pas que dans l'avenir on rencontre plus souvent ce délire de négation.

Je ferai observer à M. Garnier que si, dans la majorité des cas de Cotard, le délire a été tardif, il est quelques-uns cependant dans lesquels il a été précoce. Par conséquent, l'apparition hâtive du syndrome, chez le malade que j'ai suivie, ne doit pas empêcher de le considérer comme un cas typique de délire de négation, tel que l'a décrit Cotard.

M. Vallon. – Les variations d'évolution qu'on observe chez les négateurs ne sont peut-être, ainsi que le disait tout à l'heure M. Séglas, qu'une question de terrain, une plus grande prédisposition amenant une apparition plus rapide des idées de négation, ainsi qu'il en est pour les idées de grandeur chez les persécutés.

M. Garnier. – Quand ce délire apparaît chez des dégénérés, il n'est pas possible de le considérer comme un état pathologique spécial, et quand on l'observe chez de semblables malades, on doit, ce me semble, l'écarter du soi-disant type décrit par Cotard.

M. Mordret. – M. Camuset, dans son excellent rapport, nous fait observer que l'étude du délire des négations ne paraît pas avoir fait un grand pas depuis Cotard, qui l'a séparé des autres délires mélancoliques et l'a opposé au délire des persécutions. Il nous apprend aussi que la littérature n'est pas encore très riche, qu'elle ne se compose guère que des observations recueillies ou citées par Cotard lui-même et par M. Séglas. Aussi, s'est-il efforcé d'enrichir cette littérature en rassemblant vingt-huit observations intéressantes, qui reproduisent plus ou moins les caractères que Cotard a assignés à son délire des négations. De l'examen de tous ces faits réunis, il semble conclure « que le délire des négations n'est pas une entité, que Cotard a trop généralisé, que ce qu'il dit est exact et vrai pour des cas particuliers seulement et non pour toute une classe nosologique ». C'est dans ces quelques mots, si je ne me trompe, que notre rapporteur a résumé sa pensée, et je suis, pour mon compte, tout à fait de son avis. La lecture des observations qu'il a recueillies, aussi bien que celle des observations antérieures connues, m'a rappelé quelques faits analogues qu'il m'a été donné d'observer. J'ai cherché dans mes notes et j'en ai pu retrouver un certain nombre. Il eut été plus grand, je crois, si j'avais eu plus de temps devant moi. Je vous apporte quelques-uns de ces faits, à seule fin d'augmenter un peu le faisceau que nous possédons déjà pour l'étude, je ne dirai pas du délire des négations, mais plutôt pour celle des idées de négation dans le délire.

Observation première – Mme Min..., 40 ans, cultivatrice. – Hérédité assez chargée, sa mère et sa sœur ont été folles ; deux mois d'invasion ; mal réglée. – La malade devient triste sans motif appréciable, cesse peu à peu de s'occuper, refuse parfois de manger. Elle croit que ses bêtes vont périr, que tout est perdu, elle fait des choses absurdes, sort la nuit sans savoir où elle veut aller et s'égare. Cette femme, au moment de son admission, conservait encore une certaine conscience des troubles de son esprit. A l'asile, elle devient gâteuse, ne répond pas, se lève la nuit, trouble le dortoir, puis elle retombe dans la tristesse et gémit sur son sort. L'anxiété est alors très grande. – Elle n'a plus de nez, plus de bouche, plus d'entrailles, tout est perdu ; elle n'a plus de place nulle part et est obligée d'être en l'air, il n'y a plus rien ni ciel ni terre. Il faut faire manger cette malade ; mais elle ne refuse pas. Elle ne reste presque jamais tranquille, va et vient sans savoir où ; elle gémit constamment, ne prononçant que des lambeaux de phrases presque inintelligibles. Depuis deux mois, il n'y a aucun changement dans son état.

Les idées négatives sont certainement celles qui dominent dans ce délire anxieux ; il ne paraît même pas y en avoir d'autres. Ce cas serait donc un cas type, mais on ne sait pas encore quelle sera son évolution. Je n'ai pu démêler si cette malade qui se dit en l'air éprouve véritablement une perversion du sentiment de la pesanteur, ou si cette idée n'est que la conséquence assez logique de ce qu'elle croit n'avoir plus de place et que rien n'existe plus. Je pencherais plutôt pour cette interprétation. Je ferai aussi remarquer que la malade ne présente pas d'idées d'opposition ; elle ne mange pas parce qu'elle n'a plus d'organes, mais elle ne refuse pas quand on la fait manger. Quand elle est prise de sa manie ambulatoire, on l'arrête et elle ne fait aucune résistance ; je crois qu'elle ne s'échappe que parce que n'ayant plus de place dans ce monde elle en cherche une. La difficulté avec laquelle on obtient de cette femme quelques réponses, rend fort difficile l'interprétation exacte du délire. – Pour moi c'est, en définitive, une mélancolique hyponcondriaque et anxieuse.

Deuxième observation – Mme Pel... 73 ans. – Pas de renseignements sur l'hérédité. – Des contrariétés avec son mari semblent avoir été la cause déterminante de la folie. – Celle-ci débute par une excitation maniaque très vive : la malade court les chemins à peine vêtue, mendie quoique ayant une certaine aisance, ne dort plus, mord, égratigne, casse la vaisselle, parle seule, est incohérente, croit que les gendarmes vont l'arrêter, n'a pas mangé depuis dix jours quand on l'amène à l'asile. – Il n'y a pas d'idées de suicide. – Très rapidement le délire change de forme et devient hypocondriaque, mais sans anxiété bien grande. – On lui a mangé les entrailles, on a arraché tout son intérieur et on lui en a placé un autre. Elle ne vit plus, elle est morte et on la fait aller comme cela. Elle n'a plus de forces, tout ce qu'on lui a fait sortir n'est pas rentré. Les Juifs lui salissent la bouche. – Refuse de manger parce qu'elle est morte ; on l'empoisonne ; on ne dit plus la messe, c'est pour la faire mourir. Elle n'est plus la même personne ; on lui a changé son esprit et sa figure. Quand elle est malade, ce sont les sœurs qui lui donnent ses maladies, quand elle ne se lève pas c'est qu'elle est ensorcelée ; on lui a changé son langage, elle ne parle plus qu'allemand ; on lui a coupé la tête et on lui en a mis une autre ; on la bat, ou la frappe nuit et jour sans qu'elle puisse dire qui. Un matin elle s'imagine être accouchée pendant la nuit et avoir perdu beaucoup de sang (illusion, elle avait eu un peu de diarrhée et s'était tachée). – Quelquefois elle a des millions dans sa poche. La peur des gendarmes est permanente. – Une attaque d'apoplexie emporte cette malade en deux jours. Elle était à l'asile depuis quatre ans sans que son délire n'ait jamais varié.

Autopsie. – Boîte crânienne très épaisse. – Pie-mère légèrement injectée. – Vers l'extrémité du lobe cérébral postérieur gauche est une cavité pouvant loger un petit œuf de poule remplie d'un caillot de sang. Du même côté, presque à la réunion des lobes antérieur et moyen, un noyau du parenchyme cérébral du volume d'une grosse noix est très rouge et comme ecchymosé. A la coupe le cerveau présente l'aspect sablé. – Très peu de sérosité dans les ventricules.

L'autopsie ne saurait rendre compte de ce délire, elle ne fait que confirmer le diagnostic de la mort. – On trouve dans ce fait presque toutes les formes décrites des idées de négation. Idées hypocondriaques d'abord, se rattachant à l'état des organes qui ont été arrachés, changés, mangés ; puis à l'individualité psychique, la malade ne vit plus, elle est morte, on a changé sa personne, son esprit, etc. On y trouve enfin des idées de négation extérieure, on ne dit plus la messe. Mais les idées d'ordre négatif ne sont pas les seules, il y en a aussi de persécution, assez nettes mêmes. Cette femme est ensorcelée, elle est battue, elle a peur des gendarmes... Il y a même quelques idées de grandeur, elle a des millions dans ses poches. Un pareil cas est assurément très complexe, et bien que les idées négatives y dominent, je ne crois pas qu'on puisse en faire une forme spéciale de la folie. Il me semble plus rationnel de la classer comme le précédent, dans les mélancolies hypocondriaques.

Troisième observation – Mlle Mar..., 21 ans, domestique, enfant naturel ; mère morte aliénée. – Mutisme complet ; regarde sans voir ; rit niaisement et sans motif ; urine sans s'en apercevoir ; reste immobile, assise ou debout, comme on l'a placée ; ne mange pas seule ; aucun soin de sa personne ; sensibilité cutanée à peu près nulle ; prostration extrême, amis sans anxiété bien apparente. – Après trois mois de traitement, la malade commence à sortir de sa stupeur, elle sort guérie après cinq mois. – « Je suis devenue folle, m'a-telle dit, à la suite de lectures religieuses. Je lisais l'Apocalypse une partie des nuits. Je tremblais d'aller en enfer. Quand vous m'interrogiez, j'entendais des voix qui me défendaient de parler et de répondre ; je voyais des animaux terribles, des lions, etc..., et je croyais que je ne devais plus rester sur la terre. J'avais conscience de l'état dans lequel je me trouvais, mais je ne pouvais l'exprimer. Je souffrais beaucoup de la tête, me sentant très malheureuse de ce que dans cet état je ne serais plus bonne à rien ; je priais Dieu pour en sortir et faisais tous mes efforts pour y parvenir ; je ne mangeais pas parce que je me croyais empoisonnée, etc. » – Extrait d'un long mémoire que m'a remis cette fille après sa guérison.

Cette observation est un assez beau type de mélancolie dans laquelle l'anxiété causée par des hallucinations terrifiantes va jusqu'à la stupeur. Les idées de négation ne sont pas aussi précises que dans la plupart de mes autres faits, cependant elles existent. La malade refuse de parler, elle ne doit plus rester sur la terre, elle n'est plus bonne à rien. Ces idées ne sont pas primitives, elles sont le résultat d'hallucinations qui terrorisent cette fille : elle voudrait, mais elle ne peut. Ce n'est donc pas là un cas de délire des négations, mais de mélancolie avec stupeur dans lequel on constate après guérison et d'après le récit de la malade, qui a eu des idées de négation.

Quatrième observation – Mme Pich…, 52 ans, épicière. – A fait de mauvaises affaires. Lecture assidue de prospectus médicaux et de spécialités pharmaceutiques. – Elle devient hypocondriaque simple d'abord, puis aliénée. – Douleurs générales, vide dans le cerveau, constrictions à la gorge et à l'épigastre. La malade de plus en plus mélancolique, se sent devenir folle et demande son admission à l'asile. – Elle n'a plus de sang, elle va mourir, elle se tord les bras de désespoir, elle refuse de manger ou mange gloutonnement. Retirée au bout de quelques mois sans grande amélioration elle est bientôt ramenée avec une aggravation de tous les symptômes précédents. De plus elle gémit, pleure, se croit damnée, a commis tous les crimes, menace de tuer et dit en même temps qu'on est trop bon pour elle, qu'elle est une malheureuse qui ne mérite aucun des égards qu'on a pour elle. Refus d'aller au parloir par ce qu'on veut l'y tuer... Cette malade est toujours à l'asile. Les idées délirantes ont cédé mais elle reste mélancolique.

Ce n'est pas là non plus un délire des négations, mais une mélancolie avec idées de négation, d'indignité, de culpabilité qui s'enchevêtrent, procèdent les unes des autres et ont une part à peu près égale dans l'expression du délire. Je ferai même remarquer que ces idées de ruine, d'indignité, de culpabilité ne sont pas toujours négatives dans l'acception rigoureuse du mot. Sans doute elles indiquent un état dépressif de l'âme, mais de là à la négation systématisée il y a loin.

Cinquième observation – Mme Ren..., lingère. – Pas d'hérédité connue. Entrée à l'asile en 1874. 56 ans. – Elle a déjà perdu la tête deux fois ; la première il y a longtemps à la suite d'une frayeur, la folie a duré trois ans. La seconde au moment de la ménopause il y a sept ans, la folie n'a duré que quelques mois. Ces deux accès n'ont pas nécessité une séquestration, mais cette fois l'état est plus sérieux. La rechute a eu lieu soudainement dans son jardin. Cette femme un peu obèse s'est sentie étourdie en se baissant et s'est écriée : Mon Dieu je vais retomber comme j'ai déjà été ; c'était fait. – Mme R... souffre surtout de la tête et des épaules qu'on lui serre avec du bois et du fer. C'est un bandeau qui l'étreint, un poids considérable qui l'abat : ça lui tourne la tête, ça lui tord les nerfs, ses vêtements la gênent. Toutes ses sensations de contact sont cependant régulières et si l'on appuie sur ses épaules ou ailleurs elle ne sent pas un poids plus considérable que celui qui répond à la pression exercée. Mais l'état normal de la malade est déplorable. Jamais personne n'a souffert comme elle, elle ne guérira jamais. Affaissée sur elle-même elle pleure presque toujours, se tient immobile de peur d'augmenter ses souffrances, craint d'attenter à ses jours. Cette femme raisonne son état et la seule idée délirante qu'on puisse constater chez elle se rapporte aux sensations douloureuses qu'elle éprouve. Est-il vrai demande-t-elle que cela doive durer mille ans ? Aussi prie-t-elle constamment pour qu'on la guérisse puisqu'elle ne peut mourir. S'étant trouvée mieux, elle est sortie jusqu'à trois fois de l'asile et est rentrée après une tentative d'incendie pour se détruire. Elle est dans un état de demistupeur dû à sa grande anxiété. Les hallucinations ont pris du corps ; un poids énorme pèse toujours sur ses épaules, tantôt elle n'a plus de tête, tantôt sa tête tourne, se démanche, monte et descend de ses épaules au plafond. Cette tête est faite d'étoiles qui comme des mouches volent en l'air, elle marche seule et par morceaux. On lui serre le cou, on le lui décolle. Ses bras sont disloqués. – La stupeur est chez elle plus apparente que réelle et est le résultat de la souffrance. Cette femme est maintenant a moitié paralysée du bras gauche. On ne la lève presque plus, parce que tout mouvement lui est extrêmement pénible. Bien qu'âgée de près de 75 ans elle n'est nullement en démence et sa santé générale reste assez bonne.

La façon brusque dont s'est faite la dernière rechute, alors que la malade s'est sentie étourdie en se baissant peut laisser supposer qu'on n'a pas affaire ici à une simple vésanie, que les accidents sont sous la dépendance de quelque lésion des centres nerveux. La paralysie du bras gauche venue progressivement, semblerait aussi confirmer cette supposition. Mais ce n'est pas ici le lieu d'examiner une hypothèse que l'autopsie seule pourrait vérifier. Toujours est-il que voilà un délire composé exclusivement de la plupart des symptômes qu'on assigne au délire des négations : anxiété tentative de suicide, idées de destruction, de transformation, de séparation, de dislocation de certains organes (la tête, les bras) ; idée de durée indéfinie des souffrances, etc... – Il n'y a point il est vrai chez cette malade d'anesthésie et toutes les sensations sont régulières sauf celles de la tête. Elle n'a point non plus d'idées de damnation, mais il y a chez elle une perversion du sentiment de la pesanteur ; un poids énorme accable ses épaules en même temps que sa tête faite d'étoiles vole en l'air par morceaux comme des mouches. Deux sensations de même nature quoique exactement contraires dans leur expression.

Sixième observation – Lunier dans son grand travail sur l'influence des événements de 1870-1871 sur les mouvements de l'aliénation mentale (An. méd. psy.) a cité le fait suivant qui lui a été communiqué par le Dr Payen. – B..., 42 ans, femme d'un gendarme parti pour la guerre, n'a plus de bouche, son corps est d'air : abandon complet d'elle-même, tristesse, insomnie, refus d'aliments, idées et tentatives de suicide. Les idées hypocondriaques persistent malgré le retour du mari ; tendance à la démence, perte des sentiments affectifs, aucune douleur : se nourrit et ne maigrit pas quoique elle en dise, mais s'affaisse et devient gâteuse. – Guérit cependant après quatre mois de traitement à l'asile d'Orléans.

On ne saurait nier encore ici la couleur négative des idées hypocondriaques qui obsèdent cette malade et pourtant je ne puis encore voir dans ce fait autre chose qu'une mélancolie de ce nom avec anxiété, telle qu'on l'observe si souvent dans les asiles.

Septième observation – On doit aussi à Baillarger (Gaz. des hôp. 1856) la relation d'un fait fort curieux de folie hypocondriaque provoquée par des pertes séminales, par un régime débilitant et par des excès de travail. Ce fait aujourd'hui peut être un peu oublié mérite d'être rappelé. C'est le malade lui-même qui après guérison a écrit son histoire que je résume à grands traits. – 28 ans, instruction négligée d'abord, puis travail excessif pour réparer ce malheur. Toujours et pour toutes les choses de la vie, ce jeune homme est dans l'inquiétude la plus grande. S'il monte à cheval il se voit tombant et se brisant la tête sur les roches. L'idée d'un bateau éveille en lui celle d'un naufrage. A la campagne c'est un serpent qui le poursuit, il y en a jusque dans son lit. Il craint que dans sa chambre quelqu'un ne soit caché pour le poignarder et chaque soir il en fait minutieusement la revue. L'idée de la mort le poursuit sans cesse, il ne voit que cadavres, cercueils, convois funèbres ; il assiste à son enterrement. L'idée du duel le fait frémir. Mille dangers le poursuivent ; s'il marche il va se casser bras ou jambes ; il va devenir aveugle, il va mourir, etc... Dès qu'une idée s'empare de son esprit, il ne peut plus la chasser. Incapable d'un moment d'attention il lit tout un jour sans savoir ce qu'il lit et ne peut lire de tête comme tout le monde, il faut qu'il articule. Quand il parle il doit répéter sa phrase en lui-même avant de l'exprimer, il a pour cela une langue dans l'estomac (hallucination psychomotrice). La tête n'y est pour rien, son estomac seul travaille. Il deviendrait fou s'il le pouvait, mais n'ayant pas de pensée naturelle, de pensée intellectuelle, cela ne se peut... A cet état mental si complexe déjà se joignent d'autres symptômes physiques, mais ici je laisse la parole au malade. – « Il me semble que mes tempes se rapprochent, que ma tête est pressée, tiraillée comme par des cordes, ma vue est troublée. La gêne de ma respiration devient quelquefois telle que je crois étouffer, ce dont je me réjouis. Il y a comme une barre ou plutôt une main de fer qui me pèse sur le front. Le vent souffle, bourdonne dans ma tête creuse, ma peau est devenue excessivement épaisse, endurcie, et sèche ; ma transpiration s'est supprimée, mon corps me semble de bois ou au contraire comme de la cire molle. Je suis agité de tremblements nerveux, j'ai des picotements, des chatouillements dans l'estomac et dans la poitrine qui s'étendent au bras. J'éprouve je ne sais quoi de poignant que je ne peux définir et moins encore expliquer, comparable au remords qui ronge le damné sans le détruire ». Ce malheureux est de plus en proie à des conceptions délirantes qui naissent de la perversion de ses sensations. Il ne pourra jamais mourir, il s'attribue les événements funestes, les tremblements de terre, les poisons sont sans action sur lui...

Ce malade dont la tête est creuse, qui n'a plus de pensée naturelle, qui ne parle qu'avec la langue qui est dans son estomac, qui ne pourra mourir, présente bien des idées de négation. A cet ordre appartiennent encore certaines conceptions délirantes sensitives qui lui font croire que sa tête est pressée, tiraillée avec une main de fer, que sa peau est épaissie, endurcie, que son corps est de bois ou de cire molle, que sa transpiration est supprimée, etc. Ces perversions bizarres et multiples de la sensibilité générale qui sont comme le fond de tout délire hypocondriaque appartiennent presque toujours à l'ordre négatif et elles engendrent selon les circonstances des conceptions délirantes passives dans lesquelles les malades s'accusent eux-mêmes, ne s'en prennent qu'à eux-mêmes de leurs tourments, ou bien actives dans lesquelles ils les rapportent aux autres et à des agents extérieurs. Ces derniers sont des persécutés qui peuvent être aussi passifs ou actifs selon qu'ils se résignent ou réagissent. Chez les premiers les idées de négation sont fréquentes, on pourrait même dire constantes. Chez les seconds elles sont plus rares et moins nettes d'ordinaire, mais il est presque toujours possible d'en démêler quelques-unes au milieu des idées de résistance, de combat, de vengeance qui dominent chez les persécutés actifs. Du reste le même malade peut présenter alternativement la passivité et l'activité. Ou bien encore il peut en quelque sorte scinder son délire, accepter passivement certaines persécutions, se regimber plus ou moins vivement contre d'autres, ce qui semble indiquer la communauté d'origine et de nature des idées de négation et de persécution.

Huitième observation – M. Bout..., 38 ans, pas d'hérédité, était sergent-fourrier des mobilisés pendant la guerre 1870-1871 ; frayeur des Prussiens pendant l'occupation ; excès alcooliques fait pendant la campagne ; à eu cinq accès d'épilepsie ou épileptiformes quelques mois avant son admission à l'asile ; il n'en a pas eu un seul depuis vingt ans qu'il y est. – Pendant les premiers mois de son séjour, le malade a présenté des intermittences de délire et presque de raison, puis le délire est devenu continu. Cet homme se croit mort et mort sans confession. Il a été tué par un enfant qui lui a tiré un coup de pistolet dans le front et il fait toucher le point ou la balle a frappé. C'est toujours le même qu'il indique, bien qu'il n'y ait jamais eu aucune lésion appréciable au toucher ou à la vue. B..., se masturbe beaucoup ; il a quatre épingles en croix dans la verge ; on l'a dépouillé et l'on a remplacé ses os par des morceaux de bois. Ce n'est plus sa peau, c'est du cuir. La pile électrique lui ratatine les nerfs ; çà le pique au bas, çà le tire la nuit comme pour aller à la guillotine ; il est transformé en pierre et comme le marbre ; on lui injecte les parties avec de l'eau de guimauve. Une autrefois, B... dit qu'il n'a plus de membres, qu'il a les yeux tirés, qu'il reste au lit parce qu'on va le guillotiner, qu'il sent sa peau s'en aller, qu'il est pourri en dedans, qu'il a un poids de 80 kilos à la verge. – Ce n'est plus lui qui parle, c'est la lampe suspendue au plafond et il se tient en extase devant cette lampe. Il n'y a pas de troubles appréciables de la sensibilité de la peau. – Ce malade mâche tout ce qu'il trouve, cailloux, fragments de verre, il se croit empoisonné, mais surtout tué par un enfant. Souvent il déchire ses vêtements, se découvre, tire sa verge parce qu'il y a toujours quatre épingles en croix. Il est peu à peu devenu d'une malpropreté extrême, s'enfonce la tête dans les latrines. Sa femme, alors qu'elle vivait, avait pour lui les plus touchantes attentions, elle venait souvent le voir et le faisait même sortir, jamais elle n'avait de difficultés pour le rentrer, mais il a fini par ne plus la reconnaître. Depuis plusieurs années déjà la démence est complète, il ne parle presque plus. – B..., avait la manie d'écrire. Voici quelques fragments de ses nombreuses correspondances qui reflètent bien la forme et la nature du délire. Les idées de persécution et de négation se mêlent à tout instant : « Un crime horrible a été commis sur une personne : on me tire les tripes. Je suis un vrai martyr de la liberté vraie du peuple et malgré mes incroyables souffrances, je pense à mes amis Français et Prussiens, car je suis entraîné par le grand volant d'une machine à vapeur tel qu'un lourd chariot et pour m'entraîner on m'a saisi par la verge... Croyez-moi Majesté (le roi de Prusse), ma lettre n'est pas d'un fou. Un jour viendra ou Dieu vous délivrera des embarras du monde, car vous n'êtes pas venu à mon secours pauvre martyr de la férocité des gendarmes qui ai été rempli de liquide, de morphine, d'acide sulfurique... Je vous supplie Majesté (la reine d'Angleterre cette fois), ou m'a lié, serré avec une violence inouïe les endroits les plus sensibles du corps et forcé de manger du cancer... Jamais je n'avais été aussi brutalement broyé, anéanti. On a eu la cruauté de faire de mon corps un crible à poisson, etc... »

Nul doute que ce malade ne soit un hypocondriaque, mais il est aussi négateur et persécuté. Seulement en raison de la double évolution du délire, les idées de négation présentent presque toutes un caractère d'extériorité qu'on ne leur trouve pas d'ordinaire dans le simple délire hypocondriaque. La folie ne consiste d'abord que dans quelques troubles intermittents de mélancolie simple, hypocondrie morale de M. J. Falret ; puis ils deviennent continus et le délire se corse. Le malade est mort, mais il n'est pas mort naturellement on l'a tué d'un coup de pistolet. Ce n'est donc pas en lui-même qu'il trouve cette idée, il la rattache à une cause extérieure et il en est de même de la plupart de ses autres conceptions délirantes. On l'a dépouillé, on a remplacé ses os, sa peau, on lui a mis des épingles dans la verge, on y a attaché un poids de 80 kil., on l'a empoisonné, on le tire la nuit, on va le guillotiner. Ce sont bien là des idées de persécution. Rien de tout cela ne s'est fait spontanément, on le lui a fait. A part cette différence toutes ces idées ont la plus grande analogie avec celles de négation. Mais il se trouve aussi d'autres conceptions délirantes qui n'ont pas leur point de départ dans l'extériorité, qui se passent bien en lui-même ; il n'a plus de membres, il sent sa peau s'en aller, il est pourri en dedans. Ce sont là des idées franchement hypocondriaques et toutes négatives. Il en est de même de celle qui a rapport à son changement de personnalité qui lui fait supposer que n'existant plus il est passé dans la lampe du plafond. Ce malade est donc à la fois un négateur et un persécuté passif d'abord, mais qui a tendance à passer à l'activité, car il réagit dans une certaine mesure. Trop accablé pour tenter de lutter lui-même, conscient de son impuissance, il cherche à intéresser de grands personnages à ses souffrances. Ses lettres au roi de Prusse et à la reine d'Angleterre ne sont autre chose que des suppliques désespérées qu'il leur adresse pour être délivré par eux de ses persécuteurs. Ainsi comme je le disais tout à l'heure, les trois formes, délire négatif ou hypocondriaque, délire des persécutions passif, délire des persécutions actif peuvent se rencontrer chez le même malade. Ce fait me paraît se rapprocher beaucoup des deux dernières observations de Cotard dans lesquelles on trouve aussi des idée de persécution très manifestes, qui dans l'une d'elles tendent même à supplanter les idées de négation.

Neuvième observation – Bl..., 44 ans ; hérédité chargée : père ayant eu des troubles intellectuels ; cousine maternelle morte folle ; cousin paternel imbécile, est lui-même alcoolique ; opinions politiques exaltées qui, il y a vingt ans, avaient déjà déterminé chez lui quelques troubles cérébraux ; fièvre typhoïde dans son enfance, entre à l'asile le 14 octobre 1891. – La folie a débuté par des idées de grandeurs. B... voulait être riche et devenir un grand personnage. Pendant quelque temps, il eut l'idée fixe de tuer quelqu'un parce qu'il devait se procurer ainsi un héritage de 200 000 francs. Ces idées mégalomanes cédèrent et furent remplacées par un état d'esprit tout opposé. – B... devint d'un caractère sombre et taciturne, recherchant la solitude ; depuis un mois environ, on s'apercevait d'un changement dans ses habitudes. Il sollicitait un emploi d'ouvrier menuisier et quand il l'obtint, il refusa, disant qu'il n'avait plus besoin de pourvoir à son existence. Bientôt survinrent des idées d'indignité et de damnation et il refuse de manger pendant plusieurs jours. – A l'asile, il s'accuse d'avoir commis tous les crimes, notamment des abus de confiance, il a fait payer des notes qui ne lui étaient pas dues et en a majoré d'autres ; il est un indigne, il est damné, il n'a plus besoin de rien, il ne faut pas qu'on le soigne, il ne peut pas manger, car il est un mort vivant. A plusieurs reprises, il a tenté de se crever les yeux et s'est fait aux paupières des plaies assez sérieuses avec de petits morceaux de verre, débris de vitres cassées qu'il trouvait dans les cours. Plusieurs fois, j'ai dû lui faire attacher les mains pour éviter des accidents plus graves. Un matin, je le trouve étendu nu sur son lit ; il faut pourtant que cela finisse, me dit-il. Vous voyez bien que je n'ai plus de sang, que c'est de l'air qui est dans mes veines, que tout cela n'est rien, il se frappe diverses parties du corps. Je lui fais quelques fortes piqûres avec une épingle pour lui prouver qu'il y a encore du sang. Mais il est ischémique à ce moment et le sang ne paraît pas. – Vous voyez bien que je n'ai plus de sang, vous pouvez continuer, il n'en viendra pas. – L'insensibilité à la douleur est absolue. – Je n'ai plus de cervelle, plus de cœur, plus d'estomac, plus de boyaux ; tout ce qu'on met là-dedans y reste, depuis que je suis ici, je n'ai été que deux fois à la selle, c'est plein maintenant et d'ailleurs je ne peux plus manger, le passage est bouché, je n'ai plus de gorge. – Mais, lui dis-je, je déboucherai le passage et je vous ferai manger à la sonde. – Et bien après, vous l'avez déjà fait, à quoi que cela sert puisqu'il n'y a plus rien là-dedans... Je lui parle de ses yeux : Je n'en ai pas, c'est du verre, si c'étaient des yeux, je serais venu à bout de les crever et de les arracher, etc... Il demande qu'on le mette au fond d'un cachot bien noir et bien profond, il n'a mérité que cela.

Ce sont bien là des idées négatives et elles sont nombreuses, qui, à l'instar de celles qu'on rencontre si souvent chez les hypocondriaques, portent toutes sur la personnalité. Cependant ce malade n'est ni un hypocondriaque ni un anxieux. Ce n'est pas davantage un persécuté, car il n'accuse ni les hommes ni les choses, il n'en veut ni aux personnes ni à quoi que ce soit. Il n'est pas même certain qu'il s'en prenne à lui de son piteux état, il n'en cherche pas la cause, il le constate et le subit, voilà tout. C'est là, ce me semble, de la mélancolie pure. Ce qui est aussi à remarquer dans ce fait, c'est la marche insolite qu'a suivie ce délire d'indignité qui a succédé à des idées ambitieuses et de grandeurs. Il est plus ordinaire, je crois, d'observer une évolution inverse.

Dixième observation – Mme Bour..., 33 ans, journalière. – Sans tare héréditaire, assure-t-on ; est à l'asile depuis trois ans. – Cette femme était folle depuis un an, mais ses accès étaient intermittents et elle était tranquille. Cependant l'excitation maniaque devint de la fureur et on dut l'enfermer comme dangereuse. – Partout elle voyait des ennemis, elle frappait les personnes qui l'approchaient et plusieurs fois elle a failli tuer sa fille. – A l'asile, elle est dans un état de prostration extrême, accroupie dans un coin, la tête enfoncée dans ses genoux, gardant le mutisme le plus complet ; on a la plus grande peine à lui faire accepter quelques aliments. Mais elle sort soudainement de sa torpeur pour se jeter sur les malades ou sur les sœurs, déchirer ou briser ce qui se trouve à sa portée, vociférant, mais sans jamais parler ; puis elle retombe dans son anéantissement. Sa santé finit par s'altérer. Pendant plus de quatre mois, elle dut garder le lit. Les crises de violence disparurent peu à peu et l'état mélancolique lui-même s'amenda. – Ce fut alors seulement que je pus connaître le fond de son délire. Elle est une indigne, dit-elle, et mérite tous les mépris, car elle a été violée par ses frères dès l'âge de seize ans, elle a été avec des chiens, avec tous ceux qui ont voulu d'elle, il ne lui reste rien de malpropre à faire. – Toujours triste et obsédée par son délire, elle s'occupe cependant et se nourrit. Elle a même conscience de son état antérieur et dit qu'elle aurait tué ses enfants si on ne les lui eut arrachés. Elle s'en inquiète beaucoup et voudrait retourner chez elle pour voir comment cela se passe, puis revenir. Son mari et ses filles viennent de temps à autre la voir, elle les reconnaît, mais ce n'est pas eux, ce n'est que leur ressemblance, leur ombre et elle refuse de sortir avec eux, ne voulant pas s'en aller avec un autre que son mari.

Il n'y a ici qu'une seule idée négative bien manifeste, elle est extérieure et prend une forme qui n'est pas très rare. Certains malades refusent de reconnaître leurs proches ; c'est leur figure, c'est leur voix et cependant ce n'est point eux ; mais il est plus rare que cette idée soit isolée comme dans ce fait où elle ne paraît pas se rattacher à la forme du délire ; c'est ce qui m'a engagé à le faire connaître. A remarquer aussi que l'idée d'indignité n'est point ici une idée négative. Elle découle tout naturellement du délire qui obsède cette femme. Elle pourrait avoir des idées de damnation, se croire en enfer, sans qu'il y eut encore là rien de négatif. Cette remarque pourrait même s'appliquer à l'observation précédente dans laquelle le malade ne se dit indigne et damné que parce qu'il croit avoir commis des fautes graves. Dans les cas de cette sorte et ils sont loin d'êtres rares, les idées de ruine, d'indignité, de damnation et toute autre de même ordre ne sont pas des idées de négation, elles seraient plutôt des idées de châtiment, de punition.

Onzième observation – M. Lauru..., 44 ans. – Il s'agit ici d'un vieux maniaque, très agité, très incohérent, très halluciné, qui est à l'asile depuis dix-sept ans, sans que son état ait beaucoup changé. Bien qu'un peu plus calme, il n'a jamais un instant de raison, mais il n'est pas encore en démence. – Ce matin même (17 juillet), en ouvrant la porte de sa cellule, je trouve étendus avec beaucoup de soin sur le parquet sa blouse, son pantalon, ses bas, de manière à figurer avec art une personne couchée sur le dos. Je lui demande ce que cela signifiait. – Vous savez bien que je suis mort, me dit-il, que je suis noyé, que j'ai un canard sur la tête, puisque je suis noyé, j'ai le droit d'avoir un canard sur la tête. Vous savez bien que nous sommes tous noyés, ici ; ce n'est pas moi qui vous parle, c'est vous-mêmes qui vous parlez en moi : je ne suis plus rien, je n'existe pas... Une heure plus tard, je retournais voir le malade pour constater mieux ces idées de négation de son existence que je ne lui connaissais pas encore, mais il n'en restait plus rien. – Je ne me souviens pas, me dit-il, vous savez bien que nous sommes tous fous. – Je retrouverai purement et simplement mon maniaque.

Il m'a semblé intéressant de signaler ces idées passagères de destruction de la personnalité dans une forme de la folie, où l'on ne s'attend guère à la rencontrer et que je dois au hasard d'avoir pu constater.

J'ai, comme tous les médecins d'asile, rencontré des malades qui n'ont pas de nom, pas d'âge, pas de parents, pas de domicile, pas de profession, qui ignorent le jour de la semaine, le lieu où ils se trouvent, etc.... Ce sont bien là des idées de négation par excellence. Ces malades ne sont cependant pas tous des négateurs dans l'acception spéciale qu'on doit tourner à ce mot. Les uns sont, en effet, de simples amnésiques qui nient parce qu'ils ne se souviennent pas et non parce qu'une conception délirante leur a fait perdre la notion du réel. Leurs négations ne sont, du reste, pas très formelles ; ils répondent : je ne sais pas, je ne me souviens pas, plutôt que je ne veux pas ou que cela n'est pas. D'autres refusent de répondre ou bien nient parce qu'ils ne comprennent pas, par suite de l'obnubilation de leur intelligence. Chez ceux-là aussi, la conception délirante négative fait défaut et si l'on obtient d'eux quelque réponse, elle est rarement bien précise. – Il en est qui nient plus catégoriquement et de parti pris, pour se soustraire à des questions qu'ils regardent comme indiscrètes ou qui les fatiguent, par esprit de contradiction, d'opposition, ou pour tout autre motif. Leurs réponses ne sont, pas plus que chez les précédents, dictées par une conception délirante qui les obsèdent et à laquelle ils ajoutent sincèrement foi. Ce ne sont pas encore là, ce me semble, de vrais négateurs. – Il en est d'autres, enfin, qui nient parce qu'ils sont convaincus que ce dont on leur parle n'existe pas. Ils ont plus ou moins perdu le sens cénesthésique et n'ont plus dès lors une conscience suffisante d'eux-mêmes ; par suite ils ont aussi perdu en partie celle de leurs rapports avec le monde extérieur. Ce monde leur étant devenu étranger, ils peuvent croire qu'il s'est anéanti ou qu'il n'a jamais existé. Ce sont ces malades, presque toujours hypocondriaques, qui se disent morts ou qui ne sont pas nés, qui ne sont rien, qui n'ont pas eu de père, qui n'ont pas d'organes ou dont les organes ont été changés, transformés, pour lesquels il n'y a plus rien. Ce n'est guère que chez eux que les conceptions délirantes sont assez obsédantes pour déterminer une grande anxiété et assez systématisées pour les porter à douter de tout, de leur propre existence, de celle des objets et des personnes qui les entourent, de celle des êtres abstraits, de la pensée, de Dieu, de tout ce qui est métaphysique, pour en annihiler même toute notion. Ce sont là, je crois, les vrais négateurs. Toujours est-il qu'on ne saurait englober cette catégorie de malades avec les précédentes. Les idées de négation se constatant dans des états psychiques divers, il semble au moins difficile d'en faire la caractéristique d'une espèce morbide homogène et bien distincte.

Si l'on rapproche mes observations de celles du mémoire de Cotard et de celles du rapport de M. Camuset, on leur trouvera je crois une grande analogie. Ce sont les mêmes idées délirantes qu'on y rencontre, groupées à peu près de la même façon, nées à peu près aussi dans les mêmes circonstances des mêmes désordres psychiques et sensitifs. Les idées de négation s'y développent sur un fond commun, sur un état mélancolique et elles semblent prendre d'autant plus de consistance que la mélancolie est plus profonde. c'est que cette maladie n'est autre chose qu'un état négatif, ce qui avait été pressenti avant Griesgenger, mais ce qu'il a le premier bien fait remarquer. « La disposition négative de l'esprit, dit-il, y donne un sujet et un fond aux penchants et aux impulsions de la volonté... L'humeur prend un caractère tout à fait négatif (répulsion) ». Cotard qui cite ces passages plus au long, semble même surenchérir puisqu'il ajoute sans faire de restriction « les aliénés sont généralement négateurs ». La négation n'est donc pas spéciale à certains états mélancoliques, à quelques-unes des formes de cette affection. Elle peut être plus développée, plus apparente dans les unes que dans les autres, mais on l'y trouve toujours. C'est un caractère générique et dès lors il ne semble pas qu'elle soit de nature à servir de base à une division. Sans doute on peut en faire à l'infini dans la grande famille des mélancolies, car ces affections se présentent sous les formes les plus variées, ce qui permet d'en multiplier les espèces. Dans tout état mélancolique il y a des troubles émotionnels, du sentiment et de la volonté ; il y en a d'intellectuels, il y en a de la sensibilité et de la motricité. Selon la manière dont ils se combinent, le mélancolique prend des aspects bien différents. Les expressions diverses que lui donnent ces troubles ne sauraient cependant constituer autant de maladies distinctes. Si des subdivisions sont utiles pour ce classement et pour l'étude de groupes de faits qui se présentent avec des caractères communs et bien définis, n'est-il pas aussi à craindre qu'en admettant un trop grand nombre d'entités secondaires on ne perde un peu de vue les rapports généraux que les faits ont entre eux et qu'on ne fasse ainsi des espèces artificielles assez mal limitées et dont la création pourra dès lors ne pas paraître à tous suffisamment justifiée.

Le délire des négations me semble n'être qu'un épisode du délire mélancolique dont il fait toujours en quelque sorte partie intégrante. S'il est plus nettement accusé chez certains malades et dans certaines formes (mélancolies anxieuse et hypocondriaque), il n'en est pas moins certain que des idées négatives se rencontrent aussi dans les autres états mélancoliques et que la mélancolie la plus simple est déjà en elle-même un état négatif. La marche assignée par Cotard au délire des négations ne diffère pas sensiblement de celle de la mélancolie ordinaire. C'est au début la même intermittence, la même tendance aux rechutes, plus tard comme chez tous les mélancoliques le délire devient continu, puis chronique, se systématise sur quelques points et finalement conduit à la démence. Comme la plupart des mélancoliques aussi, les négateurs sont des héréditaires. Toutes les observations qu'il donne comme type de ce délire m'ont paru des cas de mélancolie anxieuse ou hypocondriaque, quelquefois aussi des cas mixtes, dans lesquels les deux formes se fusionnent ; ou bien encore ce sont des paralytiques généraux à forme hypocondriaque comme dans les cas étudiés par Baillarger, ou bien enfin des persécutés dont le délire n'est pas encore très systématisé et qui gardent encore plus du caractère de mélancolie que celui de véritable persécuté. Les observations du rapport de M. Camuset ainsi que celles que je viens de produire sont de même nature.

Quelque remarquable que soit la description de Cotard et quelque attachante qu'en soit la lecture, elle n'a pu me convaincre qu'il eut là une forme morbide spéciale assez nette pour être détachée des grandes formes généralement admises, mélancolie simple, mélancolie avec hypocondrie, avec anxiété, avec stupeur. Une bonne partie du mémoire est consacrée à la différenciation des idées de persécution et des idées de négation. Ce parallèle écrit dans un excellent esprit clinique est d'une exactitude rigoureuse. Il met bien en évidence les caractères qui séparent le délire des persécutions des autres délires mélancoliques et justifie par cela même l'œuvre de Lasègue. Il établit que, quoique nées d'une souche commune, les idées de persécution ne tardent pas à se différencier nettement de celles de négation, que toutes deux suivent une voie divergente, que dès que les premières se sont suffisamment systématisées elles impriment une physionomie toute particulière à la maladie qui par sa marche comme par ses symptômes se spécialise et mérite dès lors de former une espèce distincte. Mais rien n'indique qu'il en soit de même des idées de négation qui même lorsqu'elles se systématisent fortement, ne modifient point ou que très peu, le fond mélancolique qui leur a donné naissance. Pour établir le bien-fondé d'une disjonction nouvelle dans les mélancolies, il eut mieux valu sans doute, que les faits détachés de ces affections eussent été opposés à ceux qu'on y a maintenu plutôt qu'à ceux retirés déjà et reconnus comme constituant un groupe bien à part.

TROISIÈME PARTIE

LES OBSERVATIONS DE JULES SÉGLAS

VII — Mélancolie anxieuse avec délire des négations

La discussion qui a eu lieu au Congrès de Blois sur le « délire des négations » nous a montré que, si l'état psychopathique signalé par Cotard avait ses partisans, il n'était pas non plus sans avoir quelques adversaires. Les dissidences se sont produites sur des questions d'interprétation et même de fonds ; car certains orateurs ont donné comme raison principale de leur opposition, qu'ils n'avaient jamais observé le délire des négations, tel que l'avait décrit Cotard.

Dans ces conditions, si l'on veut chercher à atteindre une solution, il ne faut pas, dès l'abord, s'égarer dans des discussions théoriques, mais recueillir des faits nombreux et surtout aussi complets que possible, qui, tout en démontrant d'abord l'existence clinique des cas envisagés par Cotard, pourront servir ensuite à l'étude des diverses questions de détail qu'il convient encore aujourd'hui de réserver.

Aussi, à l'exemple de M. Arnaud (*Ann. méd.-psych.*, nov.-déc. 1892), avons-nous cru qu'il ne serait pas sans intérêt de rapporter un nouveau fait de mélancolie anxieuse avec délire des négations du type Cotard, que nous avons pu observer dans le service de notre maître, M. J. Falret.

Observations.

Sommaire : Hérédité. – Mélancolie anxieuse avec délire des négations ; mélancolie sans délire (septembre 1891) ; délire mélancolique simple (août 1892) ; deux tentatives de suicide ; délire de négation (octobre 1892). – Anxiété mélancolique très prononcée, idées de damnation, de négation, d'immortalité, d'énormité ; troubles de la sensibilité ; gâtisme, mutisme par intervalles et opposition.

Mme V..., née M..., âgée de cinquante-deux ans, entrée à la Salpêtrière le 27 novembre 1892 (service de M. J. Falret).

Antécédents héréditaires. (Renseignements fournis par le mari et le frère de la malade). – Père : mort en 1860 d'une fluxion de poitrine ; était cultivateur et aubergiste, mais très sobre. Rien chez les ascendants. – Mère : morte en 1875, de tumeur abdominale ; ni nerveuse, ni bizarre. – Grand-père maternel mort paralysé. Un oncle maternel a eu des idées noires, il disait que tout le monde lui en voulait, il se serait suicidé. – Un cousin, du côté de la mère, alcoolique, avait souvent, après ses libations, des accès de délire hallucinatoire.

Un frère de la malade, asymétrique ; nystagmus rotatoire et amblyopie de l'œil gauche. – Un autre frère, rhumatisant, est mort d'une maladie de cœur. A l'âge de douze ans, à la suite d'une peur, il aurait eu une sorte de maladie nerveuse, des terreurs, et fut même très malade pendant trois ou quatre ans. – Une sœur, morte à cinq ans.

Antécédents personnels. – Pas de renseignements sur l'enfance de la malade. Intelligente, très impressionnable, d'un caractère gai, pas dévote, aimant à lire ; elle n'a jamais eu ni migraines, ni syncopes, ni attaques de nerf. Réglée, sans accidents, vers douze ou treize ans, elle a eu quatre accouchements normaux.

Marche de la maladie. – Au mois de septembre 1891, au moment de ses règles, elle eut une secousse morale très vive, déterminée par une escapade de son fils. A partir de ce moment, elle a changé de caractère, est devenue moins gaie, préoccupée, sujette à des craintes vagues, se plaignant de violents maux de tête.

Au mois de mars 1892, nouveaux ennuis, occasionnés par un projet de mariage de son fils avec sa cousine germaine, mariage auquel son mari avait mis opposition. Elle devint très inquiète, perdit le sommeil, était toujours poursuivie par la crainte que son fils ne se conduise mal, ainsi qu'il en avait menacé ses parents, et ce qui est en effet arrivé plus tard. Comme pour justifier l'opposition de son mari, elle avait dit aux parents de la jeune fille que son fils était trop jeune pour se marier, pas assez sérieux ni économe, et que ceux-ci l'avaient en quelque sorte considérée comme l'auteur de l'opposition au mariage, elle a été de mal en pis. Elle perdit totalement le sommeil, se plaignit de maux de tête très violents, lui donnant la sensation d'un cercle de fer autour du crâne ; elle perdit l'appétit. Ses inquiétudes augmentèrent ; par moments, elle ne s'arrêtait pas de marcher. Elle se plaignait de se trouver changée au physique comme au moral, disait qu'elle croyait qu'elle allait devenir folle. Par moments, elle tombait dans un anéantissement profond ; elle était découragée, très triste, voyant tout en noir. Son inquiétude augmentait le soir, et la nuit elle rêvait de toutes sortes de malheurs. Elle se regardait comme responsable de la rupture du mariage de son fils, s'accusait d'avoir trop parlé aux parents de la jeune fille pour les décourager, craignait sans cesse que son fils ne se conduise mal, se figurait que son mari allait la chasser, parce qu'elle avait parlé, à son insu, aux parents de la jeune fille. Mais tout se borna là, et, jusqu'au 15 août environ, elle ne manifesta pas de véritables idées délirantes.

A ce moment, apparurent des conceptions délirantes revêtant tous les caractères du délire mélancolique simple. La malade se figurait avoir commis des crimes, avoir causé la perte de son fils ; elle disait qu'on allait l'arrêter, la traduire devant les tribunaux, la flageller, etc...

Vers cette époque (fin août), elle fit deux tentatives de suicide. Un jour, elle voulut se jeter dans une fosse d'aisances ; une autre fois, elle but d'un seul coup sa potion de bromure qu'elle devait prendre par cuillerées et dormit trente-deux heures. Elle avoua ensuite avoir voulu ainsi s'empoisonner.

C'est alors qu'elle fut internée (6 septembre), présentant toujours un délire mélancolique ordinaire à forme anxieuse. Elle était une misérable, qui avait fait la folle sans l'être, elle était une cause de ruine pour sa famille qui dépensait trop pour elle ; elle tremblait toujours, se figurant qu'on allait venir pour l'arrêter.

Cet état mental resta identique jusqu'au commencement d'octobre, époque où elle commença à manifester, mais d'une façon moins inquiète que maintenant, des idées de négation et d'éternité.

État actuel (fin novembre 1892). Examen psychique. – On pourrait résumer d'un mot l'état mental de cette malade, en disant qu'il se caractérise par la présence du syndrome de Cotard.

Le symptôme le plus frappant est l'anxiété excessive : on peut dire, sans exagération, que cette malade réalise le type de l'anxiété, par l'expression de sa physionomie, par ses gestes automatiques, par son agitation incessante. Elle est sans cesse en mouvement, les cheveux épars, les vêtements en désordre, s'assoit à peine pour manger ; et lorsqu'on l'examine, on est obligé de la suivre. Quand elle a commencé à marcher dans un sens, à tourner autour d'un meuble, elle ne s'arrête plus ; si l'on arrive à grand-peine à la maintenir en repos, cela ne dure que de très courts instants et elle reprend de suite le cours ininterrompu de son va-et-vient sans but. « C'est plus fort qu'elle, dit-elle, elle ne sait ce qui la pousse à toujours marcher. Il faut qu'elle aille, qu'elle marche et qu'elle ne s'arrête plus ». Suivant une expression de J. P. Falret, « c'est l'âme en peine du purgatoire ».

En même temps elle ne cesse de gémir, répétant sans cesse les mêmes lamentations monotones.

De même que l'on interrompt à grand-peine son agitation automatique, de même on arrive à fixer très difficilement son attention. Elle ne prête que très momentanément et très difficilement attention à ce qu'on lui dit, et repart de suite dans ses éternelles doléances. Il faut insister beaucoup pour obtenir de très brèves réponses sur des sujets en dehors de ses idées délirantes actuelles. Il est à remarquer aussi que lorsqu'elle parle, elle le fait d'un ton pathétique, comme en déclamant, ponctuant chaque phrase par des gestes : elle cherche souvent ses mots, s'interrompant comme pour relier ses idées, se répète comme quelqu'un qui veut fixer l'idée actuelle dans son esprit ou celui des interlocuteurs, et comme quelqu'un qui semble chercher ce qu'il va dire ensuite.

Les idées délirantes qu'exprime Mme M… sont des idées de culpabilité, de damnation, de négation, d'immortalité, d'énormité.

Elle a fait beaucoup de mal, elle a persisté à venir dans une maison de santé, alors qu'elle n'était pas folle, elle a déshonoré le nom de ses parents ; elle est coupable d'avoir effondré le monde et de pas s'être arrêtée. Cependant elle a eu tous les avertissements ; mais elle a méprisé les avis de Dieu qui avait été très patient et lui avait laissé le temps pour tâcher de sauver le monde, et elle sera menée de maison de santé en maison de santé ! Si encore elle était morte avec le monde ! mais elle a voulu vivre quand même et elle a fait la folle.

Le monde s'est effondré le 28 avril 1892 ; il y a de cela des siècles, des millions, des milliards, des centaines de milliards de siècles. Elle n'a su que plus tard que c'était la date de la fin du monde. Depuis ce moment il y a longtemps, longtemps, tout le monde est mort, la terre ne produit plus rien ; les personnes qui l'entourent sont toutes mortes. Elles ne ressemblent pas, il est vrai, à de vrais morts, bien qu'ils aient les yeux changés ; ils ont l'air de gens vivants et cependant ils sont morts. Tous les corps sont morts, il n'y a plus que des âmes, comme des ombres, des esprits, mais qui ne sont pas purs par sa faute. C'est pour elle que tous les morts travaillent et souffrent ; elle est responsable non seulement de tout cela, mais encore d'avoir empêché, en causant la fin du monde, tous les mariages qui auraient pu avoir lieu depuis cette époque, et les naissances qui ne se sont pas produites. Elle répond pour ceux qui sont morts et aussi pour ceux qui ne sont pas nés.

Il ne s'est rien fait de naturel depuis la fin du monde ; la dernière neige naturelle est tombée en 1891 ; il n'y a plus qu'elle de vivante ; il n'y a plus personne sur terre, plus de blancs, plus de nègres, plus d'Afrique, plus d'Amérique, plus d'étoiles, plus d'arbres, plus de printemps, plus d'hiver, plus de saisons. Les arbres sont bien des arbres, mais ils ne sont plus comme avant, ils sont morts. Des jours ? il n'y en a plus, plus d'années, plus de siècles ! Il n'y a rien. « Tout ce qui existe, n'existe pas, dit-elle, ou plutôt, tout ce qui existe, existe, mais tout ce qu'on voit n'existe pas ; il n'y a que moi qui existe ».

Il est à remarquer qu'à côté de ces idées de négation très étendues relatives aux données de la perception extérieure, on ne trouve aucune trace d'idées de négation hypocondriaques. Elle se borne à dire qu'elle n'a pas de cœur ni de bons sentiments, puisqu'elle a damné tout le monde.

Pour avoir été cause de l'effondrement du monde et avoir voulu vivre quand même, elle a été damnée. Elle ne souffre pas actuellement les supplices de la damnation, elle n'est pas encore damnée, mais elle le sera dans des proportions formidables. Dieu la punira à un moment donné, car il peut tout et on est obligé de lui obéir. De plus, elle est la cause de la damnation des autres. Par elle, il n'y aura pas une âme de sauvée ! elle a damné son mari, puisqu'elle l'a mis dans le cas de faire à cause d'elle des dépenses si exagérées qu'il n'aurait pu les faire avec la solde d'un empire ; ne faut-il pas des fortunes colossales pour aller en maison de santé ? Tous les gens qui sont morts et travaillent pour elle, elle les éloigne de plus en plus de Dieu !

Il n'y a plus qu'elle de vivante et elle ne mourra jamais ! Dieu la punira à un moment donné. Il ne la fera pas mourir, il la laissera longtemps sur terre pour la punir et la précipitera dans le grand enfer, car elle s'est damnée pour l'éternité ; elle sera punie « énormément », ira en enfer dans une grande mesure et souffrira de la damnation dans les proportions « énormes et formidables ». Il ne fallait pas se damner dans de telles proportions ; la terre était si belle pour tous. Pourquoi elle, qui se croyait intelligente, mais d'une obstination dont rien n'approche, a-t-elle, au mépris de tous, dit qu'elle était folle ? Pourquoi Dieu ne l'a-t-il pas fait mourir ? Elle est prise dans ses propres filets ; il faut qu'elle marche, qu'elle ne s'arrête plus, qu'elle aille partout, traînant les âmes avec elle. Elle qui craignait tant la douleur, en avoir accumulé pour des siècles ! Est-ce logique ? Depuis la fin du monde, tous ceux qui souffraient, continuent à souffrir les mêmes douleurs ! « Celui que j'appelais mon mari souffre d'une bronchite depuis le déluge et je ne sais pas quand cela finira. Les jours de maintenant sont des milliers de siècles, et plus nous allons, plus ils s'allongent » ! Dire qu'un si petit corps a pu faire tant de mal.

Nous n'insistons pas sur les caractères généraux de ces différentes idées, qui sont ceux habituels aux délires mélancoliques. Nous avons cité presque textuellement les phrases et expressions même de la malade : nous ajouterons encore quelques-unes de ses réponses, au cours de l'examen, assez curieuses en ce sens qu'elles sont très comparables à celles de la malade bien connue de Leuret.

D. – Quel âge avez-vous ?

R. – Qu'en sais-je ? Quand le monde s'est effondré, je me croyais avoir cinquante-deux ans.

D. – Quel est votre nom ?

R. – Je me faisais appeler M... Je n'ai plus de nom, je ne veux pas qu'on me donne celui de mes parents qui étaient honnêtes ; je l'ai déshonoré.

D. – Vous êtes mariée ?

R. – Je vivais avec un nommé V..., que j'appelais mon mari, qui ne pouvait pas l'être. (La malade est cependant mariée légitimement). – Nous avions censé rester vingt-huit ans ensemble, jusqu'à la fin du monde.

D. – Avez-vous des enfants ?

R. – J'avais un fils que je disais le fils à V..., mais ce n'était pas son fils.

D. – De qui est-il le fils ?

R. – Je ne sais pas, mais il est le mien.

D. – Quel âge a-t-il ?

R. – A ce moment-là (la fin du monde), il avait vingt-cinq ans : il est mort comme tout le monde. Mes cousins ne sont pas mes cousins : c'est l'ombre de ma belle-sœur et celles d'autres morts, qui viennent me rendre visite ici pour m'avertir de m'arrêter dans le crime.

D. – En quelle année sommes-nous ?

R. – Il n'y a pas d'années.

D. – Quel siècle ?

R. – Il n'y a pas de siècles ; il n'y a rien.

Lorsqu'on montre à la malade la date d'un journal, un calendrier, elle prétend que cela est faux, que l'année 1892 est passée depuis des milliards de siècles : que la terre ne produit rien depuis 1892, et que rien, le papier même sur lequel je prends mes notes n'existe pas ; tout au plus consent-elle, en insistant, à dire que, s'ils existent, c'est d'une façon miraculeuse.

Malgré tout cela, elle a cependant la notion du temps actuel, même depuis sa maladie. Un jour, en effet, à la visite, je dis à la surveillante de lui donner un bain. Aussitôt la malade dit : « Mais j'en ai pris déjà un hier » ! puis immédiatement elle ajoute : « Hier ! que dis-je, il y a peut-être un ou deux siècles ».

La recherche des hallucinations est assez difficile. Cependant on peut affirmer que la malade n'a pas d'hallucinations sensorielles. Elle se représente souvent « en esprit » son fils, son mari, Dieu sous la forme d'un gendarme, mais elle ne les voit pas extérieurement. La nuit, elle a cru voir parfois des reflets, des ombres indistinctes. Sans qu'on puisse l'affirmer catégoriquement, il semble que la malade a des hallucinations verbales psychomotrices. Elle parle de la voix de sa conscience, de la voix de Dieu, de voix intérieures qu'elle ne peut définir, qu'elle comprend sans les entendre par l'oreille, mais là, dit-elle, en se frappant la poitrine.

Elle n'a pas d'hallucinations motrices communes, de troubles de la sensibilité générale ou viscérale constatables.

Il y a des troubles très évidents de la perception tactile ou douloureuse. La sensibilité, même lorsqu'on réussit à fixer l'attention, est confuse. La malade ne distingue, en aucun point du corps, l'une ou les deux pointes de l'esthésiomètre, même quand l'écartement dépasse de beaucoup les limites normales. De plus, et dans les mêmes conditions de fixation de l'attention, on n'éveille que très difficilement la sensation de la douleur. A l'examen électrique, on peut constater que la sensibilité profonde est beaucoup plus obtuse que la sensibilité cutanée.

La thermoesthésie est atteinte dans les mêmes conditions, c'est-à-dire qu'elle est obtuse, et la thermoalgésie même est encore plus diminuée. Le sens musculaire est conservé.

A côté de ces troubles de la perception, il est bon de noter l'état des facultés intellectuelles ; l'attention volontaire, comme nous l'avons dit, est difficile à fixer et, d'autre part, le rabâchage monotone, les allées et venues incessantes de la malade, dénotent un état d'automatisme psychique évident. L'état d'agitation anxieuse ne permet pas d'étudier en détail les divers éléments de la mémoire. On peut dire seulement qu'elle est conservée pour les faits antérieurs à la date de la fin du monde, cela est évident ; pour les plus récents, ils sont aussi conservés, mais la malade les localise très mal dans le temps. Cependant, ces troubles de la notion du temps sont moins profonds qu'on pourrait le croire à un examen superficiel, et ne sont guère qu'une interprétation délirante ;

la notion de temps doit subsister au fond, comme le démontre l'épisode du bain que nous avons cité plus haut.

Pas de refus d'aliments ; la malade mange automatiquement avec voracité, sans s'arrêter de marcher ; pas de mutisme, actuellement du moins, car la malade en aurait eu autrefois. Pas de résistances systématique ; docile, ne s'entête dans ses contradictions que lorsqu'on discute l'absurdité de ses idées de négation.

Examen physique. – Légère asymétrie cranio-faciale : la bosse pariétale droite est un peu plus accentuée et reportée en arrière que la gauche, tandis que la bosse frontale droite est plus en retrait. Oreilles un peu déplissées, antigratus renversé en dehors et élargissement de la cavité de la conque.

Strabisme convergent à droite très accentué : acuité visuelle normale, pas d'opacités cristalliniennes apparentes.

Artères radiales indurées : les bruits du cœur, très difficiles à ausculter en raison de l'agitation et des gémissements incessants, paraissent un peu sourds à la pointe et éclatants à la base.

La peau est ridée, flasque, sénile.

Cheveux assez longs, châtain foncé.

Rien dans les autres appareils organiques : menstruation irrégulière ; elle n'a pas eu ses règle depuis son entrée dans le service.

13 janvier 1893. – Même état délirant. – Intervalles de mutisme. – Gâtisme au lit et dans les vêtements. – Opposition et résistance systématiques : elle frappe même les personnes qui l'approchent, dès qu'on veut lui faire faire un acte quelconque. Elle est toujours dans le même état d'anxiété, échevelée, mal vêtue ; elle marche sans cesse, tourne en cercle, répétant à l'infini la même phrase, les mêmes lamentations, ne cessant de gémir même la nuit.

Un premier point, et de toute évidence, qui ressort de l'observation précédente, est que la malade est bien une mélancolique anxieuse.

D'autre part, son délire se distingue de celui qu'on observe chez les mélancoliques ordinaires par un certain nombre de particularités cliniques, qui sont justement celles que Cotard a mises en relief dans ses travaux successifs.

C'est ainsi qu'au point de vue symptomatique, nous rencontrons chez elle, au grand complet, cette association de symptômes capitaux signalés par Cotard, et que M. Régis, pour éviter les confusions inhérentes au terme trop vague de « délire des négations », propose très justement de désigner du nom « syndrome de Cotard ». Ces symptômes sont l'anxiété, les idées de damnation, les idées de négation, les idées d'immortalité, la tendance au suicide, les troubles de la sensibilité.

D'un autre côté, l'évolution du délire nous montre ici cette progression continue, cette échelle ascendante, comme le dit M. Falret, qui va de l'hyponcondrie morale simple jusqu'au délire le plus excessif, et sur laquelle Cotard a tant insisté. « Il semble n'y avoir, a-t-il dit, qu'une différence de degré entre les états d'hypocondrie morale et les affections mélancoliques avec idées de culpabilité, de damnation, de négation systématisées. L'hypocondrie morale est une ébauche, dont il suffit d'accentuer les traits et de forcer les ombres pour achever le tableau de ces dernières formes de mélancolie ». Cela est très net chez notre malade. Les troubles intellectuels ont commencé en septembre 1891, sous forme de mélancolie simple, sans délire ; puis le délire mélancolique habituel de culpabilité, de ruine..., s'est montré presque un an plus tard, en août 1892 ; et ce n'est qu'en octobre que sont apparues les idées spéciales, constituant, à proprement parler, le délire de négation, qui ne s'est ainsi révélé que tardivement, à une période déjà avancée de la maladie ; Mme M... en est aujourd'hui à formuler les conceptions pseudo-mégalomaniaques, que Cotard a groupées sous l'étiquette de délire d'énormité.

A propos de l'évolution, nous devons faire remarquer qu'ici la maladie s'est installée avec ses symptômes particuliers dès le premier accès et qu'il n'y a pas eu, auparavant, aucune manifestation psychopathique. C'est là, pour certains adversaires du délire des négations, un fait contredisant les vues de Cotard, qui, en traçant l'évolution de la maladie, aurait signalé, avant l'apparition de son délire des négations, un ou plusieurs accès antérieurs de mélancolie commune.

Pour nous, nous partageons à ce sujet l'avis de M. Régis, qui pense que les faits de ce genre ne sont nullement contradictoires des autres. Cotard lui-même avait dit que ce délire « arrive quelquefois dès le premier accès » ; souvent c'est au second, au troisième accès que se développe le délire hypocondriaque et alors la maladie passe à l'état chronique ». Sans voir une contradiction dans ces différences du début de l'affection, il nous semble simplement que cela prouve, qu'à côté de cas à marche intermittente, puis continue, il en est d'autres à marche continue d'emblée, et c'est peut-être là une constatation qui pourra fournir par la suite des éléments utiles de pronostics.

Un fait certain à notre avis, et l'observation précédente en est une preuve, c'est qu'il y a des cas dont la physionomie clinique correspond bien à la description de Cotard. S'il en est d'autres, ce que nous sommes loin de nier, qui présentent certaines divergences de symptomatologie ou d'évolution, plutôt que d'y voir une contradiction avec les premiers, dont on conteste par suite le bien-fondé, ne serait-il pas plus rationnel et en même temps plus utile pour le progrès de la spécialité, de les considérer simplement comme des variétés plus ou moins éloignées des cas typiques, et dont l'allure clinique et le pourquoi seraient à trouver par la suite ? Comme l'a fait remarquer l'un de nous au Congrès de Blois, c'est là ce qu'on a fait pour les délires de persécution après la description de Lasègue, et sur ce point nos connaissances n'ont fait qu'augmenter en nombre et en précision.

Nous rappellerons en terminant que l'on a signalé, chez les négateurs mélancoliques, l'influence de l'hérédité, du sexe (féminin), de l'âge (moyen de la vie) et que ce sont là autant de conditions étiologiques que nous trouvons réunies chez la malade de notre observation.

(En collaboration avec Sourdille. *An. Méd. -Psych.*, 7e série, t. XVII, mars 1893.)

VIII — Le délire des négations dans la mélancolie[1]

Sommaire. – Résumé historique. – Opinions diverses : nécessité d'établir des divisions nosographiques et une terminologie précise.

---

1. Leçon du 25 février 1894, résumée par M. H. Meige, in *Journal des connaissances médicales*, n° 30, 31, 32, 1894.

Le délire des négations mélancoliques à la période d'état. – Le syndrome de Cotard. 1° idées de négation, leurs variétés ; 2° idées d'immortalité ; analyse de cette idée, son caractère hypocondriaque ; – délire d'énormité, idées de grandeur, de satisfactions ; – 3° délire mélancolique, idées de damnation et de possession, leur importance ; – 4° troubles de la sensibilité, de la perception personnelle, analgésie, perte de la vision mentale ; hallucinations ; – 5° réactions générales et spéciales : anxiété, folie d'opposition, mutisme, refus d'aliments, suicide, mutilations, langage.

Evolution : développement psychologique et marche clinique.

Fréquene ; étiologie.

Des objections portant sur les variations de la symptomatologie et de l'évolution. – Examen critique. – Nécessité de distinguer différentes variétés de délire des négations mélancoliques. – Importance pour le pronostic.

Quelques indications de diagnostic.

Exemples cliniques.

Messieurs,

Nous allons nous occuper aujourd'hui d'une question qui se rattache étroitement à l'étude de la mélancolie. Je veux parler de cet état psychopathique décrit par Cotard[2], il y a quelques années, sous le nom de délire des négations.

En 1861, Baillarger[3] avait attiré l'attention sur une forme spéciale de délire hypocondriaque avec idées de destruction et de non-existence des organes, se rencontrant dans la paralysie générale, et qu'il regardait comme caractéristique, presque exclusif de cette maladie, pouvant en être considéré comme un signe précurseur et servir à lui seul d'élément de diagnostic.

Dans les travaux de Baillarger, il faut donc distinguer deux points : 1° l'existence du délire hypocondriaque de négation dans la parlysie générale ; 2° sa valeur diagnostique.

Or, si le premier est vrai, le second est trop exclusif.

Bien des auteurs, dès le début, ce sont attachés à démontrer l'exagération de la portée ainsi attribuée à ce

---

2. Cotard, *Études sur les maladies cérébrales et mentales*, 1 vol., Baillière, éditeur, 1891.

3. Baillarger, *Recherches sur les maladies mentales*, 2 vol., Masson, éditeur, 1890.

symptôme. Et le temps a fait définitivement justice de ce que cette assertion avait de trop absolu.

En 1880, Cotard lisait à la Société médico-psychologique un mémoire dans lequel il démontrait l'existence de ce délire hypocondriaque particulier dans une forme grave de mélancolie anxieuse et mettait en lumière le complexus symptomatique qu'on observe en pareille circonstance. Quelque temps après (1882), il en faisait une étude complète sous le nom de délire des négations, et publiait par la suite différents travaux sur des points particuliers de la question.

Entre temps, M. Paris en publiait un cas, et je faisais connaître moi-même[4] quelques faits analogues à ceux de Cotard, en même temps que j'essayais de fixer la valeur sémiologique et la pathogénie de ce délire particulier. M. Dagonet fils[5] apportait, de son côté, une nouvelle observation ; M. Régis[6], une étude de diagnostic. Puis vint la discussion du Congrès de Blois (1892)[7], et quand j'aurai cité une nouvelle observation de M. Arnaud[8], une autre que j'ai publiée en collaboration avec M. Sourdille[9], deux observations et une revue critique de M. Toulouse[10], une nouvelle observation de M. Paris[11] et une thèse récente de M. de Cool[12], j'aurai épuisé la liste des documents pour la littérature française.

4. J. Séglas, *Archives de neurologie*, n° 22, 1884 ; *Progrès médical*, n° 46, 1887 ; *Ibid.*, n° 43, 1888 ; *Annales médico-psychologiques*, juillet 1889 ; Congrès de Blois, 1892.

5. J. Dagonet, *Bulletin de la Société de médecine mentale de Belgique*, 1891.

6. Régis, Congrès international de médecine mentale, Paris, 1889.

7. Compte rendu du Congrès de Blois, 1893.

8. Arnaud, *Annales médico-psychologiques*, novembre 1892.

9. J Séglas et G. Sourdille, *Annales médico-psychologiques*, mars 1893.

10. Toulouse, *Annales médico-psychologiques*, 1893 ; *Bulletin de la Société de médecine mentale de Belgique*, 1893 ; Gazette des hôpitaux, 1892.

11. Paris, *Annales médico-psychologiques*, 1884 ; Congrès de la Rochelle, 1803.

12. De Cool, Thèse de Paris, 1893.

A l'étranger, il n'y a que peu de publications se rapportant spécialement à ce sujet ; je vous noterai toutefois celles de Joâo Barreira[13], Cristiani[14], Serbsky[15].

Messieurs, la plupart des auteurs s'accordent à reconnaître l'existence de cas de mélancolie avec délire des négations revêtant l'aspect clinique mis en lumière par Cotard ; mais il existe quelques variantes dans leurs interprétations.

Les uns considèrent le délire des négations comme constituant en quelque sorte une forme distincte de mélancolie. D'autres – la grande majorité – pensent qu'il ne marque qu'une période de la maladie ; c'est pour eux un état délirant spécial à certaines formes graves de mélancolie anxieuse, arrivant à la chronicité.

A côté de ces partisans, se trouvent quelques adversaires, comme on a pu le voir au Congrès de Blois.

Les uns reconnaissent bien qu'il existe des faits se rapportant à la description de Cotard ; mais en présence d'autres cas différant par la symptomatologie ou l'évolution, ils pensent que le délire des négations ne doit être considéré que comme un épisode, un simple accident dans la maladie, et qu'il ne mérite pas une description à part.

Les autres nient l'existence du délire des négations pour une raison quelque peu singulière. Il n'existe pas, prétendent-ils, car ils ne l'ont jamais observé. Certes, la chose est possible, car les exemples n'en sont pas très nombreux. Mais vous viendra-t-il à l'idée de nier, je suppose, l'existence du typhys exanthématique, sous prétexte que vous n'en avez jamais rencontré un cas ?

Je n'entreprendrai pas, Messieurs, de faire, dès maintenant, la critique de ces opinions diverses.

Mais je tiens à vous dire qu'à mon avis, les discussions viennent surtout de ce fait, qu'on ne s'entend pas très bien sur la signification du terme : délire des négations.

---

13. Joâo Barreira, *O delirio de Negaçoes*, Porto, 1892.

14. Cristiani, *Nuova rivista di psichiatria*, n°s 8, 9, 10, 1892 ; *Gazetta del manicomio di Macerata*, n° 6, 1893.

15. Serbsky, « Analyse » in *Arch. neurol.*, novembre 1893. – Ajouter comme travaux parus depuis sur le sujet : J. Séglas, *Le Délire des négations*, 1 vol., 234 pages, Masson, éditeur, 1894 ; X. Francotte, *Bulletin de la Société de médecine mentale de Belgique*, 1894 ; Vauriot, Thèse de Nancy, 1894.

Le mot, en effet, est défectueux. Cotard, dans son premier mémoire, se borne à constater l'existence chez certains mélancoliques d'un groupement de symptômes assez particulier. Il en étudie plus tard l'évolution dans ses rapports avec la mélancolie, et propose pour ces cas, envisagé dans leur ensemble symptomatique et évolutif, la dénomination de délire des négations, du nom du symptôme le plus saillant.

Cette dénomination, il faut le reconnaître, manque de précision. Dans ses travaux, Cotard l'applique tantôt seulement au symptôme délire, tantôt à l'ensemble de la maladie. La confusion est regrettable, et c'est là, en grande partie, l'origine des discussions qui séparent encore les aliénistes, les uns ne voulant voir dans le délire des négations qu'un symptôme, les autres le considérant comme une forme vésanique à part.

Le mot délire, en effet (je vous le répète encore aujourd'hui), ne peut et ne doit jamais désigner qu'un ensemble d'idées délirantes. Le délire des négations, pas plus que celui d'auto-accusation, de persécution, des grandeurs, ne peut suffire à constituer une forme mentale déterminée.

Aussi, pour éviter les malentendus, convient-il de bien définir la valeur du terme délire des négations.

Pour nous, nous n'entendrons par là qu'un ensemble d'idées délirantes de négation.

Ces idées de négation peuvent, d'autre part, être distinguées en plusieurs catégories, suivant leur aspect clinique.

Elles peuvent d'abord se présenter sous forme de délire asytématique.

Elles ne se relient pas à d'autres idées délirantes et n'ont guère non plus de cohésion entre elles. C'est ainsi qu'on les observe dans la paralysie générale, où tous les délires, sauf de rares exceptions, sont asystématiques.

Elles ont été signalées également dans la sénilité par Krafft-Ebing, Kraepelin, Schuele, où je les ai étudiées moi-même à plusieurs reprises au point de vue séméiologique. On les retrouve aussi dans les formes délirantes de la confusion mentale primitive, à côté d'idées d'humilité et d'auto-accusation, dans le délire fébrile ou alcoolique, dans la manie même. Mais là encore elles restent asystématiques.

Chez les faibles d'esprit, dans les formes dites de délire d'emblée ou polymorphe (paranoïa primitive), on rencontre aussi parfois, à côté d'idées de grandeur ou de persécution, des idées de négation qui, sans être absolument asystématiques, sont cependant, en raison même du fonds de débilité mentale, mal coordonnées entre elles et avec les précédentes, souvent même contradictoires.

C'est un acheminement à d'autres cas, où le délire des négations est systématisé. On l'observe surtout ainsi dans certaines formes de paranoïa primitive, aiguë ou chronique. On peut le retrouver, par exemple, dans le délire systématisé dépressif (*depressiver* Wahnsinn de Kraepelin), dans l'hypocondrie systématique primitive, qui arrive à revêtir parfois l'aspect du délire des négations. Certains persécutés systématiques aussi évoluent vers la négation au lieu de devenir mégalomanes.

Enfin et surtout dans la mélancolie, on observe ce délire des négations à l'état de fixité et même de systématisation. Telle est la forme spécialement envisagée par Cotard.

C'est de celle-là, Messieurs, que nous allons nous occuper aujourd'hui. Vous voyez qu'il était bon de préciser. Pour user d'une dénomination qui ne puisse plus prêter à l'équivoque, je crois utile, en pareil cas, de ne plus employer le simple terme délire des négations, mais de dire plus exactement terme délire des négations, mais de dire plus exactement délire des négations mélancolique, ou mélancolie avec délire des négations ou délire des négations (type Cotard).

Pour bien comprendre les faits dont il s'agit, nous allons les examiner d'abord à la période d'état, en choisissant comme exemple un cas très complet.

Dans son premier travail, Cotard avait mis en relief un certain nombre de symptômes dont le groupement constituerait la caractéristique de son délire des négations. Ces symptômes, au nombre de six, étaient les suivants :

1. Anxiété mélancolique.
2. Idée de damnation, de possession.
3. Propension au suicide et aux mutilations volontaires.
4. Analgésie.

5. Idées hypocondriaques de non-existence ou de destruction de divers organes, du corps tout entier, de l'âme de Dieu, etc.

6. Idée de ne pouvoir jamais mourir.

Nous désignerons, si vous le voulez bien, ce simple groupement de symptômes par le nom de syndrome de Cotard, proposé par M. Régis. Nous allons passer en revue chacun d'eux en procédant par ordre d'importance et avec les modifications que me paraît comporter la description primitive.

1) L'élément fondamental du syndrome de Cotard, celui qui lui donne sa caractéristique en quelque sorte, c'est le délire, les idées de négation.

Cette appellation générale s'applique à deux ordres de manifestations intellectuelles un peu différentes.

Tantôt, en effet, la formule négative du langage employée par le malade répond simplement à une tendance morbide à l'opposition, à la contradiction systématique.

Tantôt, et le plus souvent, on rencontre sous cette formule une conviction particulière, répondant à l'idée de changement, de destruction, d'absence, de non-existence. C'est là, à proprement parler, ce qu'on entend désigner par le vocable idées délirantes de négation.

Prises isolément, elles peuvent se présenter sous quatre aspects différents, suivant leur objet.

a. Elles intéressent seulement la personnalité morale ou intellectuelle du sujet. Il dit par exemple : « qu'il n'a plus de cœur, plus de sentiments, plus d'intelligence, qu'il ne raisonne plus ».

b. Ou bien les idées de négation portent sur la personnalité physique : c'est le délire hypocondriaque de négation. Le malade dit : « Je n'ai plus de sang, de veines, de cerveau, d'organes génitaux. Je suis vide comme une armoire ».

c. Ce sont, dans d'autres cas, les objets du monde extérieur qui sont niés par le malade. On lui présente une fleur, et il nie que ce soit une fleur. Il n'y a rien autour de lui, ni choses ni gens. Il est dans le néant.

d. La négation, enfin, peut s'appliquer à des abstractions : il n'y a plus de vertu, plus de Dieu, etc.

Si l'une seulement de ces variétés existe, la négation est partielle.

Mais elles peuvent se rencontrer toutes ensemble, et c'est la négation universelle : rien n'est plus, ni le monde ni le sujet lui-même.

2) De l'idée de négation naît parfois, par une sorte de déduction logique, l'idée d'immortalité. N'étant plus dans les conditions ordinaires d'organisation, d'existence normales l'aliéné se croit en dehors des lois de la fatalité. La négation de la mort n'est pour lui que le corollaire de la négation de la vie.

Cette idée d'immortalité est au fond très complexe. Lorsque le négateur dit ne plus exister, être mort, cela ne doit pas être entendu au sens matérialiste du mot. Ces malades disent qu'ils sont morts comme ils disent qu'ils n'ont plus d'organes. Or, comme nous le verrons dans une autre leçon, ces idées hypocondriaques de négation ne traduisent qu'un changement dans l'état des organes, dans la cénesthésie ; de même les négateurs ne se croient pas réellement morts. Ils se croient en dehors du monde, dans une existence indéfinissable, qui n'est plus la vie réelle, mais sans le repos de la mort physique, une espèce de survie douloureuse qui n'est pour eux qu'une sorte de mort.

En même temps, leurs tendances pessimistes les poussent à croire que cette survie se prolongera indéfiniment, pendant l'éternité.

C'est de l'accord établi entre ces deux conceptions que naît l'idée d'immortalité.

Cette idée est très importante à connaître ; en effet, si paradoxal que cela puisse paraître, il ne s'agit pas là d'une idée véritable de grandeur, mais bien d'une idée hypocondriaque.

Les malades ne sont immortels que pour endurer éternellement leurs maux.

Cotard avait groupé à côté de l'idée d'immortalité un certain nombre de conceptions délirantes auxquelles il avait donné le nom de délire d'énormité.

Les malades qui se disent immortels ne sont pas seulement infinis dans le temps, ils sont encore infinis dans l'espace. Ils sont immenses, gigantesques. Leur tête atteint le ciel. Leur corps est colossal.

Ils ne comptent que par millions ou milliards. Ils visent dans l'énorme et le surhumain.

Et, ce sont là encore, malgré les apparences, des conceptions hypocondriaques qu'on pourrait appeler un délire des grandeurs à rebours ; car, à l'inverse de ce qu'on observe dans la mégalomanie, ces idées d'énormité affectent toujours un même caractère d'horreur et de peine.

Si le délire des grandeurs est une compensation aux tortures subies par le persécuté, le délire d'énormité n'en est pas une pour le mélancolique négateur. C'est, au contraire, le degré le plus extrême de son malheur ou du châtiment de ses fautes.

Aussi verrez-vous s'augmenter la tristesse des malades au fur et à mesure que croîtront les idées d'énormité ; tandis que le mégalomane semble se gonfler d'orgueil progressivement, traduisant par son attitude altière la haute opinion qu'il a de sa supériorité, au contraire, l'anxiété et la détresse augmentent chez le mélancolique en même temps qu'il s'imagine se rapprocher de l'infini : plus énorme il se croit, plus il est « lamentable, gémisseur et désespéré », suivant l'expression de Cotard.

Il faut bien connaître ces idées pseudo-mégalomaniaques, car elles sont fort importantes pour le diagnostic.

En outre, il faut éviter de les confondre avec les vraies idées de grandeur, qu'on peut aussi rencontrer dans ces cas.

J'ai moi-même signalé le fait, et, depuis, Cotard l'avait retrouvé chez plusieurs de ses malades.

Il faisait remarquer, d'ailleurs, qu'avant d'en arriver à se formuler nettement, les idées de grandeur sont en quelque sorte latente chez ces mélancoliques, qui se considèrent comme des êtres exceptionnels, uniques au monde, et s'attribuent pour le mal, il est vrai, une sorte de toute-puissance.

A côté des idées de grandeur, notons aussi des idées de satisfaction, d'un aspect assez spécial en ce qu'elles ont trait, en général, au passé, se rapportant à l'ancienne personnalité du malade.

C'est une forme de délire rétrospectif. Aujourd'hui qu'il n'est plus rien, le négateur regrette ce qu'il était autrefois et ne cesse de rappeler l'excellence de son être disparu.

M. Dagonet a rapporté une observation très nette d'une malade de ce genre ; elle était devenue moins que rien, un quart de créature, un mannequin ; mais elle ne tarissait pas d'éloges sur Mme B..., qui est gracieuse, charmante, d'une intelligence supérieure.

3) Délire mélancolique. – Messieurs, les différentes idées que nous venons d'examiner ne sont pas les seules conceptions délirantes que formulent ces aliénés. Cotard, qui avait d'abord mis en relief chez eux la présence d'idées de damnation ou de possession, a surtout insisté ensuite sur le caractère général d'auto-accusation du délire. Mais nous avons vu dans nos précédentes réunions que le délire d'auto-accusation pouvait se rencontrer dans des formes vésaniques très variées. Il nous faut donc être plus précis. Aussi dirons-nous que le délire d'auto-accusation de nos négateurs actuels revêt non seulement les formules habituelles du délire de la mélancolie, mais encore les différents caractères généraux que nous lui avons reconnus.

Toutefois, il convient de remarquer qu'alors ce délire mélancolique offre souvent une teinte mystique, se traduisant par des idées de damnation et de possession. Les malades ont mérité tous les supplices de l'enfer ; ils doivent les subir pendant l'éternité ; ils sont possédés du démon, il sont Satan, l'Antéchrist, la femme de l'Apocalypse, etc.

Mais, d'un autre côté, ainsi que je crois l'avoir démontré au Congrès de Blois, il ne faudrait pas aller avec certains auteurs jusqu'à considérer la présence de ces idées comme indispensable. Cette manière de voir est certainement excessive ; ce qu'il importe de constater, ce n'est pas tant la formule, la couleur de l'idée, que les caractères généraux du délire.

Un mélancolique persécuté prétend qu'on va le supplicier, le guillotiner, parce qu'il a commis des crimes abominables. Dans le délire mélancolique avec idées de damnation, le malade s'accuse d'avoir commis toutes sortes de fautes envers Dieu. C'est au fond la même idée : la culpabilité associée à la crainte d'un châtiment. Si, dans le dernier cas, elle prend une teinte mystique qui manque dans le premier, elle conserve toujours les caractères fondamentaux du délire mélancolique, que nous nous sommes attachés à bien définir et sur lesquels je crois inutile de revenir aujourd'hui.

4) Troubles de la sensibilité. – A cet égard, Cotard n'avait guère mis en relief que les troubles de la sensibilité à la douleur, surtout l'analgésie. Mais ils ne sont pas les seuls qu'on puisse rencontrer dans le domaine de la sensibilité.

Voyons d'abord la sensibilité générale.

En premier lieu, il existe souvent, comme je vous le disais à l'instant, des troubles de la sensibilité à la douleur qui peut être lésée par défaut ou par excès.

Dans le premier cas, les malades, devenus analgésiques, se mutilent par plaisir ; dans le second, le moindre attouchement semble provoquer la plus vive souffrance, et les patients présentent des réactions vaso-motrices ou pupillaires auxquelles on ne peut se méprendre ; parfois même ils font des mouvements de défense.

Dans d'autres circonstances, il faut s'en rapporter à l'appréciation toute subjective résultant des réponses qui sont faites : les malades éprouvent des sensations de froid, de chaud ; ils ont les os rompus, le dos brisé. Souvent, la pression sur le rachis leur est douloureuse. Ils se plaignent de douleurs dans les membres, vagues ou localisées, de crampes musculaires, d'impatiences, etc.

Quand la sensibilité ou le sens musculaire sont atteints, ce qui n'est pas rare, les sujets racontent que leurs membres sont plus légers ou pesants, flasques ou endurcis, grossis ou rapetissés. Une dame me répétait souvent : « Qu'elle n'était plus en chair de monde, tellement elle était dure ».

Il faut avoir également bien soin de rechercher les troubles de la sensibilité interne, viscérale, qui constituent souvent le point de départ des idées de négation hypocondriaques : sensations anormales de vide dans la tête, ou de gonflement du cerveau ; de palpitations, d'étouffements, d'angoisse ; d'étranglement du tube digestif ; sensations d'hypertrophie ou de vacuité de l'abdomen, des organes génitaux, etc.

Le sentiment des besoins généraux de l'organisme est souvent altéré : sentiment de la faim ou de la soif perdu ou exagéré ; diminution du sentiment de la fatigue se traduisant par la perte du sommeil, la mobilité incessante ; sentiment de besoin de mouvement, diminué dans les états apathiques, exagéré dans les anxieux, etc.

Du côté de la sensibilité spéciale, les désordres sont moins accusés.

On rencontre bien quelquefois des troubles, surtout une diminution, de la sensibilité tactile. Mais il est souvent fort difficile de les préciser et de déterminer s'ils n'intéressent pas plutôt la perception personnelle.

En effet, la sensation élémentaire existe parfois en soi, mais le malade ne la perçoit pas, ne la rattache pas à sa personnalité consciente, par suite de l'état de distraction où il se trouve, de la concentration de son esprit sur ses idées délirantes qui le rend inaccessible aux impressions du dehors.

D'un autre côté, on peut constater ici, dans la recherche des troubles sensitifs, ce même fait que M. P. Janet a bien mis en lumière dans l'examen de l'anesthésie hystérique.

Quand, par exemple, on examine la sensibilité d'une hystérique et qu'on la prie de répondre par oui ou non si elle sent quand on la pique, on remarque qu'elle répond toujours non à chaque piqûre et qu'elle ne dit rien si on ne la pique pas.

Cela prouve bien que la sensation élémentaire a été perçue et que les troubles de la sensibilité ne sont en réalité justiciables que d'un défaut de perception consciente. Or, c'est là une constatation que j'ai pu faire aussi à plusieurs reprises chez des négateurs mélancoliques.

J'ajouterai cependant qu'en raison même de leur délire, ces malades sont portés à tout nier. Ils peuvent sentir et percevoir la piqûre ; mais, invariablement, ils affirmeront qu'ils ne se sont aperçus de rien. C'est là un point qu'il ne faut pas perdre de vue quand on procède à un examen de ce genre.

Toutefois, il semble bien que le plus souvent les troubles de la sensibilité, chez le négateur mélancolique, n'intéressent pas la sensation élémentaire, mais dépendent de la perception personnelle. Il est un autre symptôme qui vient à l'appui de cette manière de voir : c'est la perte de la vision mentale signalée par Cotard en pareil cas.

Certains négateurs ne peuvent plus se représenter mentalement, par la vue, les objets ou les personnes qui leur étaient familiers autrefois. On pourrait supposer qu'il s'agit là d'une sorte d'amnésie portant sur les images visuelles. Je crois qu'il n'en est rien ; bien plutôt que les images elles-mêmes, c'est la faculté de les évoquer qui est atteinte, le pouvoir de les assimiler à cet ensemble de faits psychologiques qui constitue la conscience personnelle.

Et le phénomène qui se remarque d'une façon beaucoup plus décisive à propos des sensations visuelles, alors que les malades déclarent « voir, toucher les objets, mais ne plus les comprendre, ne plus les reconnaître », prouve bien que chez eux, les désordres intéressant les diverses sensations ou les images mentales dépendent surtout d'un défaut de synthèse psychologique, d'un trouble de la perception personnelle.

Avant de quitter le domaine des sens spéciaux, je veux vous parler des hallucinations.

Le syndrome de Cotard se rattachant à la mélancolie, il en résulte que les malades peuvent ne présenter jamais d'hallucinations sensorielles, ou n'en avoir qu'un petit nombre, le plus souvent tardives et confirmatives des idées délirantes.

Mais si les hallucinations sensorielles sont rares, il n'en est pas de même des hallucinations motrices communes ou verbales. On peut les rencontrer à tous les degrés que nous avons examiné, jusqu'à leur extrême limite, l'impulsion verbale, fréquente chez les négateurs qui ont des idées de possession. Chez ces derniers, on remarque aussi souvent des hallucinations génitales telles qu'on les trouve décrites dans les récits anciens sur la démonomanie.

5) Messieurs, sous la dénomination de réactions du malade, nous pouvons déjà faire rentrer la propension au suicide, et les mutilations volontaires signalées par Cotard. Mais ces réactions sont plus nombreuses.

A un point de vue général, je vous dirai tout d'abord que le syndrome de Cotard évolue toujours – et c'est même là un de ses caractères – sur un fond d'anxiété qui peut s'augmenter de par la présence des idées de négation, mais ne leur est pas moins toujours préexistant. Ce fait, qui tient à la nature mélancolique du fonds morbide sur lequel repose le délire, est important à noter parce que, si dans d'autres maladies les idées de négation peuvent s'accompagner d'anxiété, elle n'est plus alors que purement réactionnelle.

Cette anxiété revêt des aspects divers. Tantôt, et le plus ordinairement, elle se traduit par des plaintes, des pleurs, des gémissements, et par une mimique mouvementée qui peut aller jusqu'à l'agitation automatique, comme chez la malade que vous verrez tout à l'heure.

Tantôt, au contraire, l'anxiété revêt le masque de la stupeur, bien différente de l'inertie qui se rencontre dans la stupidité ou la confusion mentale. Sous ces apparences d'indifférence se cache toujours un délire bien accusé, une anxiété intérieure tellement intense qu'elle paralyse tout effort de réaction active.

Dans les cas chroniques, l'anxiété peut disparaître. C'est même là un élément de pronostic dont il faut tenir compte à cause de sa signification fâcheuse.

D'un autre côté, il existe aussi des réactions spéciales. Je ne veux pas dire par là qu'elles soient spécifiques, pathognomoniques ; mais simplement que ce sont des réactions déterminées en rapport intime avec les symptômes que nous venons de passer en revue.

Parmi elles, la plus remarquable est ce que Guislain appelait déjà la folie d'opposition, qui représente pour ainsi dire le côté moral du délire de négation. Les négateurs sont, en effet, des résistants systématiques au plus haut degré.

Une des manifestations les plus fréquentes de cette tendance à l'opposition est le refus des aliments. Tantôt les malades cherchent à le justifier en disant par exemple qu'ils n'ont plus de langue, plus d'estomac, ou bien qu'ils veulent expier les fautes dont ils sont coupables, ou enfin que la nourriture leur est inutile, puisqu'ils sont immortels. Souvent aussi, c'est par pur esprit de contradiction, d'opposition, qu'ils refusent la nourriture. On veut les faire manger ? Non ! Ils ne mangeront pas. Et rien ne pourra vaincre leur entêtement.

Notez d'ailleurs qu'aussitôt que vous serez partis, ils se mettront à dévorer leur repas, ou bien, s'ils refusent les aliments qu'on leur donne, ils voleront ceux de leurs voisins.

Le plus souvent, le refus d'aliments est total, mais parfois aussi électif. Tels malades accepteront certains plats, et jamais d'autres ; mais, fait bien caractéristique en rapport avec les caractères de leur délire mélancolique, ils ne prendront que les aliments les moins bons.

Pour les mêmes raisons qu'ils refusent les aliments, il en est quelques-uns qui refusent d'uriner ou d'aller à la garde-robe : opposition simple ou conviction que n'étant plus faits de la même essence que les autres hommes, ils ne sont pas astreints aux mêmes exigences. D'autres, au contraire, *gâtent* constamment, et tantôt allèguent ce *gâtisme* comme une preuve que leurs organes sont détruits, qu'ils sont creux ; tantôt ils s'en étonnent et se demandent comment, n'ayant plus d'organes, ils peuvent rendre des excréments. Aussi ne veulent-ils pas convenir de leur malpropreté.

On peut rapprocher encore de cette catégorie de réactions le mutisme, qui, en dehors de toutes les causes habituelles du mutisme mélancolique, peut avoir alors plus spécialement comme origine des idées de négation, de destruction des organes de la phonation, ou n'être simplement qu'une manifestation de l'opposition systématique, comme chez une de nos aliénées qui ne répondait jamais lorsqu'on s'adressait à elle, alors qu'elle se mettait à parler sitôt qu'elle était seule.

Parmi les autres réactions spéciales, il faut placer les tentatives de suicide. Elles sont souvent nombreuses, résultant d'une impulsion subite ou provoquées par les idées délirantes. Dans ce dernier cas, il est à remarquer que les négateurs, comme tous les mélancoliques, sont très maladroits dans leurs attentats ; tout au plus arrivent-ils à se blesser, et leur habileté ne s'accroît pas par l'expérience. Ces insuccès entrent souvent pour une grande part dans la genèse de leurs idées d'immortalité. Ils y voient la preuve d'une organisation particulière. Quand tant de fois la mort semble les fuir, ils croient bientôt qu'elle ne pourra venir jamais.

Il en est de même des mutilations volontaires. Les négateurs, qui, par surcroît, sont analgésiques, se font des blessures comme à plaisir. D'ailleurs, ils y sont également conduits par leur délire mélancolique ; ces mutilations sont souvent comme une expiation des crimes dont ils se croient coupables. Et, d'autre part, comme ils n'en souffrent guère, la découverte de cette analgésie les entretient encore dans leurs idées de constitution spéciale.

Je dois aussi, Messieurs, attirer votre attention sur certaines formules du langage. Comme vous pouvez le prévoir, la formule négative fait tous les frais de la conversation : « Je n'ai plus de nom. Je n'ai plus d'amis. Je n'existe plus ». Souvent ces malades parlent d'eux-mêmes à la troisième personne : « Il ou Elle », ou se désignent par un pronom indéfini : « Cela (eux) est vide, etc... », une longue périphrase : « La personne de moi-même ». Ou encore, ils n'emploient que le passé : « Je m'appelais autrefois X... » Notons enfin les jurons et les blasphèmes souvent en rapport avec des idées de possession.

Tel est, Messieurs, l'ensemble symptomatique par lequel se traduit le délire des négations mélancolique à la période d'état. Voyons maintenant quelles sont sa marche et son évolution.

A ce propos, il est utile d'établir une distinction entre l'évolution dans l'espace ou développement psychologique et l'évolution dans le temps ou marche clinique. Je crois, en effet, que c'est pour avoir fait des confusions à cet égard, qu'on a mal compris la pensée de Cotard et qu'on a élevé contre lui certaines objections.

Cotard avait surtout et magistralement insisté sur l'évolution psychologique. Il avait bien mis en relief les tendances négatives premières, déjà signalées par Griesinger chez les mélancoliques, et montré la gradation progressive qui unit ces tendances négatives de l'hypocondrie morale, de la mélancolie simple au délire mélancolique ordinaire, pour aboutir, en dernier terme, au délire des négations confirmé.

Aussi bien, concluait-il, l'état initial d'hypocondrie morale n'est qu'une ébauche dont il suffit d'accentuer les traits et de forcer les ombres pour achever le tableau de ces dernières formes de mélancolie.

C'est en se plaçant à ce point de vue que Cotard avait proposé, pour tout l'ensemble de ces faits, le mot folie des négations.

Justifiée au point de vue psychologique, cette appellation n'a sa raison d'être au point de vue clinique que si elle s'applique aux seuls faits de délire des négations mélancolique confirmé, et par opposition à ceux dans lesquels le délire des négations se rencontre au cours d'autres formes mentales ne présentant pas dès le début les mêmes tendances négatives.

Ce serait aller trop loin, à mon avis, que de se fonder sur les dispositions négatives de tous les mélancoliques pour les grouper sous l'étiquette de folie des négations en considérant comme des formes atténuées les cas où le délire de négation n'arrive pas à se formuler. On ne doit pas dire que les différents délires mélancoliques sont des formes de la folie des négations, mais tout au plus que la folie des négations (délire des négations mélanolique) n'est qu'une forme de la mélancolie.

Les considérations précédentes sur l'évolution psychologique se trouvent parfois justifiées par la clinique elle-même. Tel malade qui n'était au début qu'un mélancolique conscient, est devenu peu à peu un délirant mélancolique ordinaire, et plus tard a présenté tous les signes du syndrome de Cotard.

Toutefois, la marche clinique n'est pas, dans tous les cas, aussi régulièrement progressive, et il n'est pas toujours possible – ainsi que l'on fait certains auteurs exagérant après coup les idées de Cotard – de la mettre en parallèle avec la progression analogue qu'on retrouve dans le délire des persécutions systématique et progressif.

Il est beaucoup plus juste de dire que l'ensemble des symptômes que Cotard a décrits ne constitue qu'un syndrome dont plusieurs éléments n'ont rien de caractéristique et que, tant qu'ils existent seuls, la maladie qui débute sous les apparences de la mélancolie ordinaire en revêt la marche habituelle, c'est-à-dire est souvent intermittente.

Le délire des négations et d'énormité qui donne au syndrome de Cotard son cachet particulier survient tantôt au premier accès, tantôt au deuxième. Et lorsque le syndrome de Cotard est constitué, d'intermittence qu'elle était l'affection tend à devenir continue, chronique.

Ce délire des négations mélancolique ne constitue donc pas une affection spéciale, mais il caractérise seulement une variété de mélancolie dans laquelle il revêt en général, une fois installé, la signification d'un passage à l'état chronique. Il peut donc ainsi s'assimiler à ces formes de délire systématisé survenant dans la période chronique des psychonévroses et qu'on désigne sous le nom de Verrücktheit ou paranoïa secondaire.

On peut ajouter que le délire d'énormité et les conceptions d'immortalité ne se manifestent souvent qu'après celles de négation, au moins dans les cas typiques.

Les idées de grandeur vraies ne s'observent jamais que dans les cas très chroniques.

Enfin, au point de vue de la terminaison ultime, notre délire des négations se conduit comme les délires systématisés. Il peut aboutir à un état de démence qui ne survient alors qu'après un temps assez long.

Messieurs, le délire des négations tel que l'a envisagé Cotard semble être assez rare. Toutefois, sa description est de date récente ; et depuis le jour où l'attention a été éveillée sur ce point, les exemples en sont déjà assez nombreux pour ne pas avoir le caractère d'exceptions.

Au point de vue étiologique, Cotard avait mis en évidence l'importance de l'hérédité. Dans la plupart des cas, celle-ci est très chargée. En outre, on remarque souvent chez les futurs négateurs, avant l'éclosion avérée de leur délire, des tendances spéciales qui sont comme l'embryon de la maladie. De même que les persécutés mégalomanes, avant la confirmation de leurs idées délirantes, se montrent toujours méfiants et orgueilleux, de même les négateurs sont des tristes, des scrupuleux, des méticuleux.

C'est à l'âge adulte et vers l'époque moyenne de la vie qu'apparaît leur délire.

Il est difficile de se prononcer encore d'une façon certaine sur l'influence du sexe. Toutefois, la majorité des observations publiées jusqu'à ce jour se rapporte à des femmes.

L'éducation, le milieu social semblent jouer un certain rôle. On observe rarement les négateurs dans les asiles publics ; bien plus fréquents sont ceux qu'on voit à la ville ou dans les établissements particuliers.

Messieurs, je vous ai parlé, au commencement, des objections qui ont été faites à la conception de Cotard. Les seules qui prêtent à discussion portent sur deux points principaux.

Les faits du délire des négations de Cotard ne méritent pas, dit-on, de description particulière, parce que dans les cas où l'on observe des idées de négation chez des mélancoliques, il manque souvent certains éléments au syndrome caractéristique que nous venons d'étudier, en particulier les idées de damnation, de possession, d'immortalité.

Ce n'est pas là, vous en conviendrez, une raison très péremptoire. A côté des cas typiques, il existe dans toutes les branches de la pathologie des cas frustres ou atténués qui n'infirment pas pour cela l'existence des premiers. Quand vous avez à diagnostiquer un goitre exophtalmique, vous n'exigez pas que le malade présente tous les signes de la série de Basedow.

Faut-il donc se refuser à reconnaître un cas de délire des négations mélancoliques, sous prétexte que le syndrome de Cotard n'est pas toujours représenté au grand complet ?

D'ailleurs, les symptômes en litige doivent-ils être considérés comme typiques, et leur présence comme indispensable ?

Que devons-nous penser par exemple de l'idée d'immortalité ? Sans aucun doute, lorsqu'elle existe, le type est complet. Mais, en fait, son importance est secondaire.

Elle ne fait pas taire les autres idées délirantes, en particulier celles de négation ; elle ne fait que se surajouter à elles. On pourrait, à ce point de vue, l'assimiler à l'idée de grandeur du persécuté systématique. Le mégalomane persécuté reste toujours un persécuté, et le négateur immortel est toujours et avant tout un négateur. Alors que l'idée de grandeur ne nous semble pas nécessaire pour porter le diagnostic de délire systématique des persécutions, devrons-nous attacher à l'idée d'immortalité une importance telle qu'en son absence nous écartions l'idée d'un délire des négations mélancolique ? Elle peut ne pas exister au moment de l'observation et se montrer par la suite. En effet, l'idée d'immortalité, comme le délire d'énormité, représentaient pour Cotard une étape avancée de l'évolution qu'il essayait de décrire. De même, chez les persécutés systématiques, si l'idée de grandeur apparaît quelquefois très vite, d'autres fois, elle peut ne survenir qu'au bout d'une longue période délirante.

Enfin, comme nous l'avons vu, il résulte de l'analyse même de cette idée d'immortalité qu'elle n'est guère en réalité qu'un équivalent, une forme, la plus excessive, de l'idée de négation. Souvent, ce sont les idées de damnation ou de possession qui manquent.

Or, je vous l'ai déjà dit, Messieurs, ces idées ne sont que des symptômes d'une importance toute relative. Elles reflètent seulement, sous une teinte mystique, le fond mélancolique de la maladie et, s'il existe une idée d'humilité ou de culpabilité de mêmes caractères généraux, la nature du délire est par cela même assez évidente pour qu'il ne soit pas besoin d'exiger la présence d'une idée de damnation.

D'un autre côté, il ne suffit pas de porter un diagnostic d'après les dires du malade. Tant mieux si celui-ci vous déclare lui-même : « Je suis damné, j'ai le diable dans le corps », car il vous évite la peine de pousser plus loin vos investigations. Mais les symptômes ne sont pas toujours assez accusés pour qu'il les traduise de lui-même au dehors, et c'est à vous de les rechercher soigneusement, quelque dissimulés qu'ils puissent être.

Nous ferons prochainement l'étude des idées de possession. Vous verrez alors que l'origine de ces idées repose toujours sur un dédoublement de la personnalité. Or, ce phénomène existe fréquemment sans que le malade formule le mot possession. Qu'il dise : « Le diable parle par ma bouche », ou bien : « Il y a des choses que je dis malgré moi, sans savoir d'où elles viennent », c'est toujours un dédoublement de la personnalité qu'il exprime, dans le premier cas, par une image mystique et surannée, dans le second par une phrase banale, mais non moins décisive, car elle reflète la présence d'une impulsion verbale, symptôme très net d'automatisme psychologiques.

La constatation d'hallucinations motrices diverses, identiques de nature, sinon d'intensité, avec les impulsions, aura la même signification. De même, aussi, la simple conversation mentale, cette contradiction intérieure, ces impressions toujours contraires, dont se plaignent les malades et qui représentent que la lutte de deux synthèses mentales antagonistes, en opposition constante et s'organisant petit à petit. Peu importe la formule ; l'existence du phénomène en soi, d'où elle tire son origine, doit suffire à confirmer le diagnostic.

On peut donc, en résumé, faire bon marché de l'objection qui reproche à la symptomatologie d'être quelquefois incomplète.

Le second point en litige se rapporte à l'évolution.

Cotard avait dit que le délire des négations apparaissait en général après plusieurs accès de mélancolie, parfois même au premier accès. Ces différences d'évolution sont jugées encore incompatibles, contradictoires de sa description.

On a fait remarquer aussi que les idées de négation n'apparaissaient pas toujours aussi tardivement qu'il l'indiquait, et qu'en outre les idées d'immortalité les précédaient souvent.

Ces objections ne me paraissent pas beaucoup plus graves que les précédentes.

Après que Lasègue eut décrit en bloc les délires des persécutions, on s'est aperçu que l'idée de grandeur, qui souvent y figure, apparaissait, tantôt après, tantôt en même temps, tantôt même avant l'idée de persécution. Mais on n'a pas cru pour cela devoir rejeter de la psychiatrie son délire des persécutions ; on s'est attaché au contraire, et avec raison, à en dégager plusieurs variétés.

Pourquoi ne pas juger ainsi du délire des négations ? Parce qu'il existe actuellement certains cas, en apparence disparates, faut-il donc les regarder comme contradictoires et ne tenir aucun compte des premières tentatives d'analyse qui ont été faites à ce sujet ?

Je ne le crois pas, Messieurs. Au lieu de voir là une raison de refuser d'emblée toute valeur au délire des négations mélancoliques, il vaut mieux analyser avec soin les cas publiés jusqu'à ce jour, essayer d'en faire une classification rationnelle et (sans prétendre nullement identifier les délires des négations aux délires de persécutions), à côté des cas complets du type Cotard, grouper les formes atypiques dont l'avenir fera connaître la valeur.

Pour le présent, je dois avouer qu'une classification de ce genre n'est pas facile à faire. Je vous soumets néanmoins, jusqu'à plus ample informé, un cadre provisoire qui me semble de nature à faciliter la compréhension du délire des négations dans la mélancolie. Il renfermerait six divisions dans lesquelles pourraient prendre place tous les cas connus jusqu'à ce jour.

1) Les cas types :

2) Les cas frustres, auxquels manquent un ou plusieurs symptômes (idée de damnation, de possession ou d'immortalité ;

3) Les cas à évolution régulière, mais rapide, continue ou intermittente, et avec symptomatologie complète ;

4) Les cas dont l'évolution est identique, mais avec symptomatologie fruste (combinaison des cas 2 et 3) ;

5) Les cas à évolution irrégulière, encore mal définis ;

6) Enfin les cas où l'on observe des idées de négation chez des mélancoliques, mais d'une façon épisodique.

Dans ce cadre, Messieurs, vous pouvez faire rentrer tous les cas connus jusqu'ici de délire des négations mélancoliques, quelles que soient leur symptomatologie ou leur évolution, et après ce que je vous ai dit, vous pourrez, je l'espère, les différencier facilement.

L'étude de ces variétés pourra peut-être dans l'avenir nous donner raison des différences de pronostic concernant les mélancoliques négateurs. En effet, si, comme je vous le disais, dans les cas typiques, le délire des négations marque le passage de l'intermittence à la marche continue et à la chronicité, il est d'autres cas qui restent encore intermittents et quelques-uns mêmes qui guérissent.

Quelle qu'en soit d'ailleurs la variété, le délire des négations mélancolique doit toujours être distingué des autres normes d'idées de négation qu'on rencontre au cours de la paralysie générale, de la sénilité, etc., ainsi que de l'hypocondrie systématique avec délire de négation, et de certains délires de persécutions systématiques. Nous aurons l'occasion, dans nos prochaines réunions, d'étudier quelques points de ce diagnostic différentiel, en même temps que nous essayerons de déterminer le mécanisme psychologique, la pathogénie du délire de négation mélancolique.

Messieurs, pour bien fixer dans votre esprit les différents traits de la description que je viens de vous retracer très rapidement, je vais vous présenter une malade du service, atteinte de mélancolie avec délire des négations, et chez laquelle vous allez constater l'existence de tous les éléments du syndrome de Cotard.

Vous pourrez retrouver, dans les *Annales médico-psychologiques* (mars-avril 1893), tous les détails de son observation, que j'ai publiée avec M. Sourdille. Aussi, sans y insister, me contenterai-je de vous faire remarquer d'abord que de toute espérance cette malade est bien véritablement une mélancolique anxieuse. D'autre part, elle se distingue des mélancoliques ordinaires par un certain nombre de particularités cliniques.

C'est ainsi qu'au point de vue symptomatique, nous rencontrons aujourd'hui chez Mme M..., au grand complet et avec tous les caractères cliniques que je vous ai signalés, cette association de symptômes mise en relief par Cotard, et qu'à l'exemple de M. Régis, nous avons appelé le syndrome de Cotard : anxiété, idées de damnation, idées de négation, idées d'immortalité et délire d'énormité, tedance au suicide, troubles de la sensibilité générale, absence d'hallucinations sensorielles, opposition, mutisme par intervalles, gâtisme, etc.

D'un autre côté, ce cas est un de ceux qui nous montrent, quelquefois justifiée par l'observation clinique, cette conception psychologique qui reconnaît dans l'évolution du délire une gradation continue allant de l'hypocondrie morale, de la mélancolie simple, sans délire jusqu'au délire de négation le plus excessif, et sur laquelle Cotard avait tant insisté.

En effet, chez cette malade, les troubles intellectuels ont débuté en septembre 1891, sous forme de mélancolie simple, sans délire. Puis le délire mélancolique habituel de culpabilité, de ruine, etc., s'est montré presque un an plus tard, en août 1892. Trois mois après, en octobre, ont apparu les idées spéciales constituant, à proprement parler, le délire de négation, qui ne s'est ainsi révélé que tardivement, à une période déjà avancée de la maladie. Quand nous publiâmes son observation (mars 1893), cette femme en était arrivée à formuler les conceptions pseudo-mégalomaniaques groupées sous le nom de délire d'énormité.

Aujourd'hui, l'affection ne s'est nullement modifiée ; l'état mental persiste identique, presque stéréotypé, et l'on peut se croire autorisé à regarder la malade comme entrée dans la voix de la chronicité. Comme traits nouveaux, je n'aurais à signaler que l'accentuation de ces modifications du langage, déjà indiquées dans l'observation. Cette aliénée ne parle plus d'elle-même qu'à la troisième personne, se désignant par son prénom ; elle exprime ses auto-accusations sous forme d'injures qu'elle s'adresse à elle-même, entrecoupe ses lamentations de jurons et de blasphèmes, ce qui n'est pas le moins curieux chez une mélancolique tourmentée par des idées de culpabilité et de damnation.

Chez elle, le syndrome s'est installé au cours du premier accès de mélancolie. Cotard avait dit lui-même que ce délire de négation « arrive quelquefois dès le premier accès, souvent c'est au second, au troisième accès que se développe le délire hypocondriaque, et alors la maladie passe à l'état chronique ». Sans voir, comme certains adversaires des idées de Cotard, une contradiction dans ces différences du début de l'affection, il me semble que cela prouve simplement qu'à côté de cas à marche intermittente, puis continue, il en est d'autres à marche continue d'emblée.

D'ailleurs la signification du délire des négations nous apparaît bien ici telle que je vous l'ai exposée.

Enfin, la notation de tares psychopathiques chez les ascendants, le début à l'âge de cinquante ans, le sexe, viennent encore confirmer les remarques que nous avons faites au point de vue de l'étiologie.

Messieurs, maintenant que vous êtes en possession d'un cas répondant, autant que faire se peut, au type complet, permettez-moi de vous rapporter les observations inédites de deux de mes anciennes malades. Elles vous mettront en présence de quelques-unes de ces variation que je vous ai indiquées.

La première est relative à une dame N..., âgée de quarante-cinq ans, internée, en février 1888, pour délire mélancolique avec anxiété.

Je n'ai pu recueillir aucun renseignement sur les antécédents héréditaires ou personnels de cette aliénée.

Elle était tombée malade environ cinq mois auparavant, à la suite de la perte d'un de ses enfants enlevé par une méningite. Au début, elle disait seulement qu'elle était très faible, qu'elle avait très mal à la tête, qu'elle ressentait comme un grand malaise général. En même temps, elle était découragée, triste et inquiète par moments ; puis ont apparu les idées délirantes qui ont motivé son placement.

En février 1888, à son entrée, elle est très anxieuse ; elle est une créature indigne, elle s'accuse d'être la cause de la mort de son enfant. Elle croit à une influence mystérieuse et néfaste qui la pousse au mal ; elle a des scrupules imaginaires, des idées de culpabilité incessantes ; elle est dégoûtée de la vie. Refus total d'aliments par intervalles ; tendance au suicide ; il faut qu'elle meure, et, chez elle même un jour elle avait pris un couteau pour mettre ces tendances à éxécution.

Cet état dure à peu près identique à lui-même jusqu'en août 1888. A ce moment de nouvelles idées délirantes.

Mme N... est toujours anxieuse, le sourcil est froncé, la tête penchée, elle reste immobile, gémissant incessamment, en proie à des intervalles d'anxiété terrible.

Cyanose des extrémités, odeur de souris, respiration superficielle, impulsion cardiaque faible, menstruation supprimée, fleurs blanches.

« Elle a fait du mal sans comprendre ; mais elle n'a jamais eu de soutien. Au contraire, il y a comme une influence funeste, mystérieuse qui la pousse à marcher dans le mal. Elle a marché toute jeune dans la voie du crime, sa première communion a été sacrilège. Mais, avant le mois de septembre, elle dormait dans ses crimes ; c'est une preuve qu'elle n'a pas de conscience. Elle croyait, avant cette époque, que ses enfants étaient mors de maladies, tandis qu'au contraire c'est elle qui les a tués, qui les a brûlés dans la fièvre par ses crimes. Elle a plaidé contre le Maître des Maîtres. Il n'aurait pas fallu qu'elle vînt au monde. Sa peau devrait être pourrie depuis cinquante ans, elle n'aurait pas fait de malheurs. Elle n'est qu'une coupable ; elle a tué ses enfants, ses frères, ses belles-sœurs. Elle n'était pas capable de gagner sa vie ; elle volait sa nourriture, elle déshonore le gouvernement.

Pour la punir, on la mettra dans la glace, dans les fosses d'aisances, et ses souffrances dureront toujours, toujours ! Elles ne finiront plus ; une heure durera des millards d'années et cela ne passera pas.

Elle n'a plus de cœur, plus de poumons, elle ne respire plus, et, avec cela, elle est immortelle ! Une telle existence, c'est l'impossible. C'est là son supplice : ne pas respirer, ne pas vivre, ne pas mourir ! Elle serait trop heureuse, si elle pouvait mourir ; mais elle ne le peut pas, elle est condamnée à l'impossible : à sentir toujours une souffrance impossible. Ah ! si elle avait pu tomber dans un fossé quand elle avait trois ans ! Elle n'aurait pas dû se marier ; elle a trompé son mari en se mariant ; elle a brûlé son dernier enfant par ses péchés ».

L'anxiété est des plus accentuées, avec gémissements, cris incessants.

Analgésie et tentatives de mutilations : elle se frappe la tête contre les murs, s'arrache les cheveux par poignées ; elle est insensible aux excitations douloureuses.

Refus total d'aliments, mais seulement à un ou deux repas de suite.

Elle essaye sans cesse de respirer en se pinçant le nez et fermant la bouche : « On ne peut pas rester une seconde sans respirer, gémit-elle, et moi je suis condamnée à rester ainsi toute l'éternité. Il vaudrait mieux pouvoir mourir que d'être ainsi immortelle. Je suis condamnée à l'impossible ».

Hallucinations par intervalles ; elle dit entendre ses enfants appeler au secours ; elle les voit brûler et cherche de l'eau pour aller à leur aide.

Même état anxieux pendant toute une année.

En mars 1889, le délire est resté le même. Mme N... est encore plus dans l'impossible ; tout le monde est perdu ; tout est fini ; elle est coupable de la ruine de l'univers. Il faut qu'elle meure, et elle est immortelle ; il faut essayer de la brûler. Le moindre de ses actes est une cause de malheurs. Lorsqu'elle marche, tout tombe en ruines autour d'elle ; il n'y a plus rien.

Refus total d'aliments ; alimentation par la sonde œsophagienne. La malade doit être surveillée de près, car elle s'arrache les cheveux, cherche à se déchirer la peau, à se frapper la tête contre les murs.

En août 1889, même état ; toujours nourrie à la sonde, sans interruption. Amaigrissement considérable. Anxiété incessante. Elle n'a plus aucune hallucination. Rabâchage monotone des mêmes lamentations.

Reprise par sa famille en novembre 1889, toujours dans le même état de délire anxieux, elle est replacée en janvier 1890, sans que le délire se soit modifié en rien. Dans l'intervalle, elle a tenté de se suicider en se noyant. Les troubles intellectuels conservent toujours le même aspect ; la malade est toujours nourrie à la sonde. Elle meurt de péritonite en février 1890.

Messieurs, vous voyez que cette observation ne diffère guère du type. Au point de vue symptomatique, nous retrouvons tous les éléments du syndrome de Cotard : anxiété, analgésie, tendance au suicide et aux mutilations volontaires ; refus d'aliments ; idées de négation, idées d'immortalité avec leur cachet hypocondriaque spécial et se trouvant associées avec d'autres idées délirantes ayant non seulement la formule, mais encore les caractères généraux du délire mélancolique.

Vous pouvez juger aussi par cet exemple des équivalences que je vous ai signalées à propos de ces idées mélancoliques, auxquelles certains auteurs sont tentés d'attribuer une trop grande importance.

Ainsi les idées de possession sont représentées ici par la croyance à une influence néfaste poussant la malade au mal, et la crainte de la damnation est remplacée par la crainte de supplices, idée équivalente, ainsi que nous l'avons vu.

Au point de vue de la marche, nous voyons bien ici le syndrome se constituer encore au cours du premier accès mélancolique ; mais, de même que le précédent, ce fait nous montre justifiée, même cliniquement, la gradation établie par Cotard. En effet, l'affection s'installe d'abord sous l'aspect de la mélancolie simple et dure ainsi cinq mois ; puis apparaît le délire mélancolique sous sa forme habituelle, et ce n'est qu'au bout d'un an de maladie que se trouve constitué le syndrome de Cotard, revêtant ainsi d'autre part la signification que nous avons cru devoir lui attribuer.

La seconde observation est celle d'une dame L..., âgée de quarante-huit ans, entrée le 31 juillet 1888.

Comme antécédents héréditaires, nous avons su que le père était très nerveux (?) et que la mère fut atteinte d'un délire mélancolique avec anxiété ; elle se figurait qu'on allait la faire mourir.

Un frère très original était « comme fou » par moments.

Dans les antécédents personnels, j'ai relevé que le développement physique aurait été régulier, l'intelligence toujours faible ; la malade apprenait très difficilement à l'école. Elle fut réglée à quatorze ans environ. Jamais elle n'eut d'attaque de nerfs, mais fut toujours émotive et scrupuleuse à l'exagération. Elle eut plusieurs accouchements très difficiles, sans accidents.

Le début de l'affection remontait à six mois avant l'entrée, c'est-à-dire au commencement de l'année 1888. La malade se plaignait alors d'un malaise général, de ne pouvoir s'occuper de ses affaires. Elle était triste, soucieuse, se tourmentait énormément à propos de tout, redoutait que ses affaires marchassent mal. Quand elle voyait une maison fermée, elle disait : « Nous allons devenir comme cela ».

Les idées vraiment délirantes ne se sont fait jour que plus tard, vers la fin de juin, cinq à six semaines avant le placement. Son mari était sorti ; très inquiète, cette dame était allée errer sur les quais pour le chercher, se figurant qu'il voulait se jeter à l'eau. Elle émettait des idées de culpabilité : elle s'accusait d'avoir mal fait ses comptes, mais ce n'était pas pour tromper le monde ; on va cependant la punir, lui faire subir des supplices, l'écarteler, la traîner à la queue des chevaux. A cette époque, elle avait totalement perdu le sommeil.

A l'entrée, le 1er août 1888, le faciès est des plus anxieux ; gémissements, supplications ; agitations, terreurs panophobiques. Elle a peur de tout, même d'un chat. Elle a peur des voitures qui vont l'emmener au supplice ou l'écarteler. Les couvreurs qui sont sur les toits vont l'étrangler avec leurs cordes ; on va la supplicier, lui arracher les ongles. « Suis-je malheureuse ! mon Dieu ! mon Dieu » ! Tout cela, parce qu'elle a mal fait ses comptes, mais sans intention de nuire. Elle s'accuse d'avoir aussi empoisonné son père, qu'elle soignait.

Grande confusion dans les idées, secondaire aux troubles émotionnels. Elle dit qu'il se passe en elle quelque chose de « drôle » qu'elle ne peut expliquer, qu'elle est toute faible ; elle ne sait ni le jour, ni le mois, ni l'année ; elle ne peut dire où elle est allée quand elle est sortie à la recherche de son mari. Pas d'idées de suicide. Pas d'hallucinations.

Pas de tremblement ni d'hésitation de la parole ; pupilles normales.

Le 10 août, elle raconte qu'on va lui arracher les ongles, lui couper les pieds, la faire mourir, la brûler toute vivante. Interprétations délirantes continuelles. Elle s'est mal comportée, elle est coupable, mais pas jusqu'à mériter la mort. Hallucinations ; on l'appelle empoisonneuse, sale femme.

Anxiété, sanglots, larmes.

L'intelligence semble très faible ; la tête est très petite ; il y a des déformations auriculaires.

A partir de cette époque, survint une période d'amélioration progressive, et la malade est sortie le

30 septembre très améliorée, calme, sans aucune idée délirante, mais toujours impressionnable.

Quatre mois plus tard survint un deuxième accès, qui provoqua un deuxième placement, le 2 février 1889.

L'état délirant est le même qu'à la première entrée : anxiété très prononcée, craintes de supplices imaginaires, idées de culpabilité, interprétations délirantes, terreurs panophobiques. Refus d'aliments par intervalles.

La malade sortit le 10 mai 1889, très améliorée, sans délire, mais moins bien cependant qu'à la première sortie.

Cinq mois plus tard, troisième accès et placement le 1er octobre 1890.

Même état d'anxiété, mêmes idées de culpabilité, mêmes craintes de supplices. Mais, de plus, il y a des idées hypocondriaques et de négation. « Je ne suis plus, dit la malade, du tout comme avant ; mon ventre est creux et je sens dedans quelque chose qui remue. Je n'ai plus de chair, plus de sang, plus de pouls. Mon cœur s'est balancé, il ne bat plus. Je n'ai plus de jarrets, plus d'estomac, plus de gorge ; mes os ont changé de forme, mes oreilles aussi ; je n'ai plus de sang dans les mains ; mon cou est démoli ».

Hyperesthésie notable ; sitôt qu'on la touche, la malade pousse des cris épouvantables.

Refus total d'aliments. Alimentation par la sonde. Résistance et opposition systématiques.

Cachexie progressive ; mort par tuberculose pulmonaire le 28 novembre 1891, sans que l'état mental ne soit nullement modifié.

Dans ce cas, Messieurs, nous voyons d'abord deux accès de mélancolie anxieuse commune, puis un troisième accès, au cours duquel se montrent des idées hypocondriaques de négation, accompagnées d'idées de culpabilité, de craintes de supplices, de refus d'aliments. Les troubles de la sensibilité revêtent la forme hypéresthésique, fait signalé d'ailleurs par Cotard comme pouvant remplacer l'analgésie. Le syndrome de Cotard est désormais constitué.

Il manque les craintes de la damnation ; elles sont remplacées par les craintes équivalentes de supplices, la culpabilité imaginaire. Il n'y a pas d'idées d'immortalité, mais il faut remarquer que la malade est morte au cours de l'accès où sont apparues les idées de négation, si bien que ces idées d'immortalité n'ont peut-être pas eu le temps de se développer.

Je vous ferai remarquer aussi les caractères des hallucinations sensorielles très transitoires, tardives, en rapport complet, direct avec les idées délirantes. Mme L.., s'entend appeler « empoisonneuse » après avoir eu elle-même l'idée qu'elle était coupable d'avoir empoisonné son père. Ce fait reste bien d'accord avec ce que je vous ai dit des hallucinations chez les mélancoliques.

Les mêmes constatations auraient d'ailleurs pu être faites à ce propos chez la malade précédente qui, s'accusant d'avoir tué et brûlé ses enfants, les entendait plus tard et par instants appeler au secours. La première de ces trois malades, Mme M..., elle, n'a jamais présenté d'hallucinations sensorielles, mais semblait avoir des hallucinations verbales motrices qui n'ont pas été recherchées chez les deux autres ; notre attention n'étant pas, à cette époque, fixée sur ce sujet.

Notons enfin, chez Mme L..., la mort par tuberculose, favorisée, sans nul doute, par la détérioration de l'organisme à la suite du refus prolongé d'aliments provoqué par le délire spécial.

IX — Sémiologie et pathogénie des idées de négation, les altérations de la personnalité dans les délires mélancoliques[16]

Parmi les nombreuses idées délirantes que peuvent émettre les aliénés, il en est une variété bien curieuse, encore peu étudiée jusqu'à ces dernières années dans ses manifestations multiples ; ce sont les idées de négation.

Les aliénés négateurs n'ont pas de nom, pas d'âge ; ils n'ont pas de famille, pas de sentiments, pas d'organes ; ils nient tout, l'existence du monde extérieur et souvent même la leur propre.

Ces idées de négation se présentent chez divers malades sous des aspects assez différents pour que l'on puisse en

---

16. *Ann. med. psy.* X, 1889.

distinguer plusieurs variétés, suivant leur objet ou suivant leurs caractères généraux intrinsèques.

Tantôt, en effet, c'est la constitution physique, la structure, les fonctions, l'existence des différents organes du corps qui sont l'objet des idées de négation. Ce sont là les idées hypocondriaques de négation : les malades disent que leurs organes ne fonctionnent plus comme avant (le sang ne circule pas, le cœur ne bat pas, etc.), ou même sont détruits (ils n'ont plus de sang, de cœur, de langue, d'estomac, de cerveau, etc.).

D'autres fois la négation s'étend aux facultés intellectuelles et ces malades se plaignent de n'avoir plus d'intelligence, de ne pouvoir ni penser, ni sentir, ni agir.

Dans d'autres circonstances, ce sont les personnages qui l'entourent ou les choses du monde extérieur qui sont l'objet des négations du malade. Il n'a plus de famille, ses amis ne sont plus ses amis, il nie la nature ou l'existence des choses qui l'environnent.

Souvent même ces négations n'intéressent pas seulement les objets ou les êtres, mais s'étendent même à des abstractions.

Des distinctions analogues pourraient être faites dans les idées de négation, si l'on considère leurs caractères intrinsèques. Tout d'abord, elles peuvent n'exister que sous l'une des formes que nous venons de signaler ou, au contraire, sous toutes à la fois, et la négation peut ainsi être partielle ou généralisée. D'un autre côté, considérées en elles-mêmes et dans leurs connexions réciproques, elles peuvent se présenter avec un caractère d'absurdité et d'incohérence manifestes ou, au contraire, avec toutes les apparences d'une véritable systématisation.

Parmi les maladies dans lesquelles on peut rencontrer ces idées de négation, nous citerons d'abord la paralysie générale dont on les a regardées longtemps comme caractéristiques. C'est M. Baillarger qui a le premier attiré l'attention sur ce point et décrit chez les paralytiques généraux une forme spéciale de délire hypocondriaque avec idées de non-existence ou de destruction des différents organes. Le plus généralement les idées de négation sont partielles, ne s'adressant qu'à la constitution physique de l'individu, et se présentent avec les mêmes caractères d'incohérence et d'absurdité que l'on rencontre d'ordinaire dans les autres idées des paralytiques généraux.

Ces mêmes idées de négation peuvent se rencontrer dans la démence sénile, comme nous l'avons dit dans un article précédent et comme l'avaient déjà signalé Krafft-Ebing, Kraepelin, Schuele[17]. Alors, elles sont épisodiques et secondaires à l'affaiblissement des facultés, ce qui leur donne le même cachet d'incohérence que les précédentes. Mais il est d'autres cas où, lorsqu'on les observe chez le vieillard, elles sont plus systématisées, ce sont les faits où elles se présentent au cours d'un accès de mélancolie survenant tardivement chez un vieillard non dément. Nous en avons rapporté jadis une exemple. Nous ne faisons que signaler ces cas qui ne sont que des variétés de ceux que nous allons étudier maintenant.

La maladie dans laquelle se rencontrent dans tout leur développement les idées de négation, c'est la mélancolie ; et alors les idée de négation sont parfois généralisées, tellement prédominantes, tellement systématisées, qu'elles donnent à l'affection vésanique un caractère spécial et bien tranché. Bien que quelques faits isolés existassent déjà, épars çà et là dans les recueils scientifiques, c'est seulement dans ces dernières années qu'ils ont étudiés dans leur ensemble par M. Cotard, qui décrivit à ce propos le délire des négations. Quelques observations nouvelles signalées depuis reproduisent les faits exposés dans la description de M. Cotard[18]. Nous n'insistons pas pour le moment sur ce côté de la question, ayant l'occasion d'y revenir par la suite.

Un des points les plus intéressants à étudier, c'est la façon dont apparaît le terrain sur lequel se développe l'idée de négation ; en un mot, son origine.

Relativement à leur origine, on peut distinguer deux grandes classes d'idées délirante, les primitives et les secondaires. Les primitives sont celles qui se développent d'emblée et semblent émaner, comme l'on dit, du fond de

17. J. Séglas, « Les psychoses séniles et tardives », in *Progrès médical*, 1888.
18. Cotard, « Le délire des négations », in *Archives de neurologie*, 1882, et *Ann. méd.-psych.*, 1880. – Séglas, « Note sur un cas de mélancolie anxieuse avec délire des négations », in *Archives de neurologie*, 1884. – Deny, in *Semaine médicale*, 1888.

l'inconscient (Sholz)[19]. Elles sont en rapport la plupart du temps avec le caractère et les tendances antérieures de l'individu, dont elles ne sont que l'expression délirante. Elles sont caractéristiques de certains délires, tels par exemple que les délires systématiques dits pour ce fait primitifs (Délires systématisés des persécutions).

Tout autre est le mode de développement des idées délirantes secondaires qui ne sont qu'une sorte d'interprétation de phénomènes morbides intéressant primitivement soit le côté psycho-sensoriel, soit le côté affectif et moteur de la vie psychique. C'est à cette dernière variété que nous paraît appartenir l'idée de négation.

Dans toutes les maladies, en effet, où on la voit se développer, le trouble primordial est un changement dans le caractère de l'individu, qui n'est que la traduction au dehors d'une modification plus intime survenue dans son être psychique, dans le ton des sentiments, dans l'énergie volitionnelle. Au début, le malade a conscience de cet état, il se sent autre que par le passé ; mais il ne tarde pas à perdre la notion du caractère subjectif des troubles qu'il ressent, et c'est alors qu'il trouve les choses extérieures autres qu'elles ne sont. Mais il ne faut pas s'y tromper : il n'y a pas là de troubles de la connaissance ; ce n'est qu'une tentative d'explication par le malade du changement survenu dans sa personnalité et dont souvent, par ce fait même, le caractère subjectif lui échappe.

Cette altération de la personnalité, qui est un fait capital dans ce genre de maladies mentales, mérite qu'on s'y arrête. Elle résulte des troubles du côté affectif de la vie psychique, qui sont la base même des troubles intellectuels à la forme mélancolique, et sur lesquels Guislain, Griesinger surtout, et nombre d'auteurs à la suite, ont attiré l'attention.

Examinons brièvement quels sont les rapports qui existent entre la personnalité et la sphère des sentiments et de la volonté.

La personnalité humaine n'est, en résumé, qu'un complexus ; et c'est dans les phénomènes les plus élémentaires de la vie qu'il faut en chercher les premiers éléments. Si les sens externes sont l'origine principale de la

---

19. Voir à ce propos J. Séglas, « La Paranoïa », in *Archives de neurologie*, 1887, n° 37, 38, 39.

connaissance, c'est le sens organique, le sens du corps, quelque vague qu'il soit d'ordinaire, qui est la base de l'individualité psychique[20].

Sensations organiques liées à la respiration, à la circulation générale ou locale, ou venant du canal alimentaire, de l'appareil génital, de l'état des muscles, sensibilité musculaire, sensations plus générales dépendant de l'état de la nutrition, etc. ; telles sont les conditions physiques de la personnalité.

D'un autre côté, c'est en elles que prennent racine tous les états affectifs (désirs, sentiments, passions), depuis les simples tendances liées à la conservation de l'individu jusqu'aux plus élevées (sentiments moraux, religieux, esthétiques, etc.) ; et si chez les êtres inférieurs, les conditions physiques de la personnalité passent au premier rang, dans les formes supérieures de la vie mentale, au contraire, ce sont ces conditions affectives qui, bien qu'effets des premières, semblent avoir un rôle prépondérant ; et c'est ainsi que l'on a pu dire que les éléments essentiels de la personnalité étaient la passion et la volition.

La sphère affective a d'ailleurs une relation tout à fait étroite avec la sphère psychomotrice. Non seulement tous les états émotionnels éveillent en nous des impulsions, soit pour lutter contre une entrave, soit pour obéir à une sollicitation ; mais encore, et réciproquement, la production des émotions est bien plus facile par ce côté moteur de la vie psychique et le moi est bien plus affecté quand un penchant est entravé ou activé, que quand les mêmes états se produisent du côté de l'intelligence.

Il est dès lors facile de comprendre la part immense que prend dans la constitution de la personnalité humaine la sphère affective et psychomotrice ; mais il ne faut pas pour cela laisser de côté les éléments physiques.

En somme, comme l'a dit fort justement Maudsley[21] : « Chaque organe intérieur a une action spécifique sur le

---

20. Cabanis, *Rapports de physique et du moral de l'homme*, 8° édition, 1844. – Hack-Tuke, *Le corps et l'esprit*, trad. de Parant. – Bain, *Les sens et l'intelligence*, trad. de Cazelles. – Griesinger, *Traité des maladies mentales*, trad. de Doumie, p. 55. – Ball, *Leçons sur les maladies mentales*, p. 90 et suiv., p. 161 et suiv.

21. Mandsley, *La pathologie de l'esprit*, Trad. franç. de Germont, 1883, p. 33.

cerveau, action dont le résultat conscient est une certaine modification du mode ou du ton de l'esprit. Nous ne sommes point directement conscients de cette action physiologique en tant que sensation définie, mais ses effets n'en sont pas moins attestés par certains états dont nous ne pouvons nous rendre aisément compte. En réalité, ces effets organiques du consensus physiologique des organes déterminent notre nature affective ; son ton est le produit harmonique ou discordant de leurs rapports complexes et la quantité de force que nous développons, de même que les couleurs sous lesquelles nous voyons la vie ont en eux leur fondement ».

Voyons maintenant comment apparaissent les idées de négation et prenons pour cela les cas les plus complets, le délire des négations. M. Cotard a insisté sur ce fait que ce délire se développe toujours sur un fonds mélancolique antérieur à forme dépressive ou anxieuse.

Si, au point de vue psychique, les deux facteurs essentiels de la mélancolie sont les troubles des sphères affective et psychomotrice, il ne faut pas oublier cependant pour cela qu'il n'est peut-être pas d'affection vésanique dans laquelle les symptômes physiques soient plus accentués et où l'action des causes déprimantes sur l'organisme joue un plus grand rôle. Troubles de la respiration, modification de l'état du sang, troubles vasomoteurs, perte de l'appétit, mauvais état de la nutrition, troubles des fonctions génitales, phénomènes d'épuisement nerveux, tels sont les symptômes d'ordre physique que l'on constate chez les mélancoliques avérés, mais qui existent déjà, moindres il est vrai, au début de l'affection et même dans les formes les plus simples, telle que l'hypocondrie morale. De ces troubles dans le domaine des fonctions organiques résulte un état de malaise général, d'abattements, d'affaiblissement du pouvoir et de l'activité volontaires, la crainte, les sentiments pénibles. Dans les cas de mélancolie ordinaire, ce sont ces derniers symptômes qui dominent la scène et sont plus apparents pour l'entourage et pour le malade même ; car, d'un côté, les troubles émotionnels sont plus conscients que les troubles organiques qui leur servent de substratum et sur lesquels ils peuvent agir à leur tour et, d'un autre côté, la modification des réactions psychomotrices sous l'influence du changement de la sphère affective est saisissable, même objectivement.

Mais tout conscients et évidents qu'ils puissent être, il ne faut pas oublier que ces troubles ne sont pas le seuls et que leur apparition a souvent été préparée de longtemps par les modifications organiques. Le fait est des plus nets chez une malade atteinte de délire de négation que nous observons actuellement et dont nous aurons l'occasion de reparler dans cette étude. Chez elle, il y avait depuis trois ans des troubles divers des fonctions organiques (anémie, palpitations, perte de l'appétit, phénomènes nerveux, leucorrhée) lorsque est survenu cet état de malaise vague, d'ennui, d'abattement, de tristesse, de crainte qui marque l'apparition des troubles psychiques.

Ces troubles psychiques du début se présentent en général sous l'aspect de l'hypocondrie morale, si parfaitement étudiée par notre savant maître, M. J. Falret, où le délire porte sur l'état des facultés morales et affectives. « Les malades présentent d'abord le fond commun de la mélancolie, ils ont une anxiété vague et indéterminée... et une grande prostration des forces physiques et intellectuelles. Ils sentent que tout est changé en eux et au dehors et se désolent de ne plus apercevoir les choses à travers le même prisme qu'autrefois. Ils ont honte, ou même horreur, de leur propre personne et se désespèrent en songeant qu'ils ne pourront jamais retrouver leurs facultés perdues. Se croyant atteints d'une maladie incurable, contre laquelle on ne peut rien, ils regrettent leur intelligence évanouie, leurs sentiments éteints, leur énergie disparue : ils ont peur de devenir complètement aliénés et de tomber dans la démence et dans l'idiotisme. Devenus insensibles et indifférents à tout, ils prétendent qu'ils n'ont plus de cœur, plus d'affection pour leurs parents et leurs amis, ni même pour leurs enfants »[22].

Cette simple citation nous montre déjà chez ces malades cette disposition négative de l'humeur des mélancoliques, mise en relief par Griesinger. C'est une nouvelle atteinte portée à la personnalité par le côté émotionnel. A cette période, le malade est conscient du changement survenu en lui : « Autant j'étais gaie autrefois, nous écrivait la malade

22. J. Falret, « La folie raisonnante ou la folie morale », *Ann. méd.-psych.*, 1866.

dont nous parlions tout à l'heure, autant je suis triste aujourd'hui ; autant j'avais d'énergie, autant je n'en ai plus ; toutes mes impression se sont faites contraires. Pourquoi, si ce n'était pas comme je vous le dis, ne ressentirai-je ni le goût, ni le désir de retourner chez moi ? Pourquoi, lorsque tout le monde est complaisant et gentil pour moi, éprouver toujours un sentiment de honte, de gêne et de souffrance, qui, je le sens maintenant, durera toujours » ? De même, les objets extérieurs ne produisent plus les mêmes impressions chez ces malades qui, cependant, les perçoivent nettement et peuvent ne pas être hallucinés[23]. La même malade nous disait : « Autrefois quand j'entendais une cloche sonner l'Angélus, par exemple, cela me faisait plaisir ; aujourd'hui, cela me fait une impression désagréable. Je vois ; je souffrirais de ne pas voir, et ce que je vois ne me fait pas plaisir ».

Ces modifications dans la faculté de sentir altèrent profondément la constitution du moi et amènent progressivement le malade à douter de ses facultés affectives ou à les nier ; à douter des propriétés et de l'existence des objets extérieurs ou même à les nier, malgré le témoignage de ses sens[24].

Entre cet état d'hypocondrie morale dont nous avons déjà parlé ou la dépression mélancolique simple et les délires mélancoliques avec idées de ruine, de culpabilité, de damnation, de possession, de négation systématisée, il n'y a, comme le fait remarquer M. Cotard, qu'une différence de degré, ainsi que le montre d'ailleurs souvent l'évolution de la maladie dans les cas les plus complets.

A ce fonds d'hypocondrie morale sur lequel elles apparaissent, les idées de ruine empruntent un même caractère négatif. « En ce même temps que ses richesses morales et intellectuelles, le malade croit avoir perdu sa fortune matérielle, il n'a plus rien de ce qui fait l'orgueil de l'homme, ni intelligence, ni fortune » (Cotard). Ce caractère d'humilité du délire est en rapport avec la diminution de l'énergie psychique.

La douleur morale profonde qui est un des éléments psychiques essentiels de la mélancolie, amène aussi, par suite

---

23. Voir Esquirol, *Des maladies mentales*, t. I, p. 414.
24. Voir à ce propos : Krishaber, *De la névropathie cérébro-cardiaque*, p. 222. – Taine, *De l'intelligence*, 3° édit., appendice du t. I.

d'une sorte de tentative d'explication de la part du malade, des craintes d'accusation, des idées de culpabilité, de damnation, qui toutes, au fond, présentent les mêmes caractères que les précédentes[25].

D'un autre côté, l'affaiblissement de l'effort de la volition se traduit par l'inaction, l'irrésolution, la résignation, l'impulsion si fréquentes chez cette espèce de malades. Et, comme le dit Griesinger[26], la conscience du changement produit dans leur individualité, amène souvent au début des efforts de réaction, des états anxieux. Mais dès qu'ils s'aperçoivent qu'ils ne peuvent sentir, penser, agir autrement qu'ils ne font, que la lutte leur est impossible, cet asservissement de la volonté, cet assujettissement du moi entraîne des idées de domination par une puissance supérieure, des idées de possession très ordinaires chez les aliénés négateurs. La transformation de la personnalité est alors plus évidente que dans les cas précédents, et les malades la traduisent souvent eux-mêmes en disant alors qu'ils se croient doubles.

Pour être moins apparent, ce dédoublement de la personnalité n'en existait pas moins dès le début. La personnalité réelle, avec sa masse énorme d'états plus ou moins conscients, se résume dans notre esprit en une tendance fondamentale, sorte de schéma, assez vague d'ailleurs, et que nous appelons l'idée de notre personnalité. Par suite des modifications cénesthétiques que nous avons signalées, il se forme un schéma nouveau coexiste avec l'ancien dans la conscience des malades.

Il est bien rare qu'il y ait substitution complète d'une personnalité à une autre et que la deuxième n'hérite pas des dépouilles de la première, ne fût-ce que de certaines acquisitions devenues automatiques. L'ancienne mémoire organique subsiste toujours et revient à la conscience de temps en temps, par suite de quelque arrière-fonds qui lui est commun avec la personnalité nouvelle.

L'état de conscience actuel en évoque un semblable, mais qui a un autre accompagnement. Les deux paraissent miens

25. Leuret (Fragm. psych., 1834, p. 423), regarde la perversion de la sensibilité et des sentiments affectifs chez les damnés comme le caractère essentiel de la maladie et précédant la croyance à la damnation.

26. Griesinger, *Traité des maladies mentales*, trad. franç. de Doumic, 1865.

quoiqu'ils se contredisent. Tels sont ces malades qui trouvent que tout reste le même, quoique tout soit changé[27]. Quoiqu'il y ait en apparence deux personnalités, la scission n'est pas complète, elles ont des points communs et sont toujours jugées miennes par le sujet.

Dans les cas de possession, le dédoublement est plus complet ; la personnalité nouvelle est devenue étrangère au malade, il ne la juge plus sienne : il pense, sent, parle et agit comme s'il était double.

A part ces cas de possession qui sont un peu particuliers, tout ce que nous venons de dire jusqu'ici peut s'appliquer à la mélancolie en général. Voyons ce que peut présenter de plus spécial à ce point de vue le délire des négations qui passe d'ailleurs, en les parcourant plus ou moins rapidement, par les étapes successives que nous avons étudiées déjà. Chez ces délirants négateurs, les simples tendances négatives du début, portant surtout sur la sphère affective, deviennent des idées de négation universelle qui sont en rapport avec des altérations de plus en plus graves de la personnalité.

Nous avons déjà vu plus haut comment on pouvait interpréter les idées de négation des malades ayant trait à leurs propres facultés : par une modification survenue dans les conditions affectives de la personnalité. Cette même cause nous a montré aussi comment les objets extérieurs pouvaient produire sur le malade des « impressions contraires ». Les uns s'en bornent là, d'autres expriment la même impression par une formule négative.

Tout en reconnaissant l'existence et les attributs des objets, ils répondent cependant par la négative. Leur montre-t-on une rose, par exemple ? Ils disent : ce n'est pas une rose. On ne peut pas, dans ces cas, invoquer l'existence d'un trouble psycho-sensoriel pour expliquer l'idée de négation qui a toujours, même alors, sa source dans l'altération primitive de la personnalité, par suite de laquelle les impressions extérieures ne produisent plus sur le moi des malades les mêmes modifications émotionnelles qu'auparavant, ce qui les amène à nier d'une façon ou d'une autre les caractères des objets mis en cause. Un pas de plus et ce sera l'existence des objets extérieurs qu'ils nieront, comme ces malades dont parle

27. Ribot, *Les maladies de la personnalité*, 1885. *Ann. Méd.-psych.*, 7° série, t. X, juillet 1889.

Griesinger, « auxquels il paraît que le monde réel est complètement évanoui ou est mort, et qu'il ne reste plus qu'un monde imaginaire où ils sont anxieux de se trouver ». Mais sous un aspect différent de la formule négative, n'est-ce pas toujours au fond le même processus psycho-pathologique, puisant son origine dans une modification première des conditions affectives de la personnalité ?

Un des côtés les plus particuliers que présentent les délirants négateurs, ce sont des hypocondriaques de négation. L'explication de ces idées relève des mêmes processus, et dépend encore de l'altération de la personnalité.

Remarquons à ce propos que ce délire n'apparaît pas d'emblée chez les malades, mais au bout d'une certaine période de maladie et que ces idées de négation hypocondriaque sur la constitution physique sont relativement tardives, et se montrent après les autres. Par ce fait seul, elles indiquent une désorganisation plus grave de la personnalité. Et ce fait est corroboré par cet autre qu'elles sont sous la dépendance directe d'une altération des conditions organiques. En elle-même, la sensibilité générale n'a qu'une valeur psychique assez faible ; mais cette faiblesse est compensée par la continuité de son action, et comme telle elle joue, ainsi que nous l'avons dit, un rôle prépondérant dans la constitution de la personnalité. Dès lors, si les perturbations morbides qui l'atteignent persistent, si les causes qui les suscitent deviennent permanentes, il se forme une nouvelle habitude physique et mentale, et c'est alors que, suivant la valeur des données que fournira encore conjointement l'ancienne mémoire organique, nous verrons s'installer des idées de changement ou de non-existence des organes. « Je ne suis plus comme tout le monde, nous disait une de ces malades, je sens bien que tout mon corps change. J'allonge ; je me suis sentie grandir en une seule fois de 15 centimètres, et cependant ma taille est la même et ma robe va toujours : il est vrai que certaines parties de mon corps se sont rapetissées. Mon corps ne me fait pas la même impression. J'ai senti ma tête changer dix fois de forme, je n'ai plus de cervelle : il me semble que ma tête et mes os sont en bois, je ne les sens pas comme avant. Je n'ai plus de cœur ; j'ai bien quelque chose qui bat à la place, mais ce n'est pas mon cœur, cela ne bat pas comme avant. Je n'ai plus d'estomac, je n'ai jamais la sensation d'avoir faim. Quand je mange, je sens bien le goût des aliments, mais quand ils sont au gosier je ne sens plus rien ; il me semble qu'ils tombent dans un trou ; autrefois je sentais lorsqu'ils descendaient dans l'estomac, s'ils étaient chauds ou froids. Je ne sens plus mes yeux remuer et, pour les tourner, il faut que je tourne la tête. Autrefois, quand je pleurais, je sentais mon cœur bondir et cela me dégonflait, aujourd'hui je pleure sans rien ressentir : je ne sais pas d'où ça vient ».

Cette simple citation nous semble bien prouver jusqu'à l'évidence que c'est dans une perturbation des conditions organiques de la personnalité qu'est la source des idées de négation hypocondriaque. L'observation clinique montre d'ailleurs combien sont fréquents et accentués chez les hypocondriaques les troubles de la sensibilité générale, hyperesthésie et hyperalgésie, anesthésie et analgésies et aussi les troubles de la sensibilité musculaire et les troubles moteurs spamodiques (chocs, secousses, etc.), souvent confondus avec les troubles de la sensibilité[28].

A un degré plus accentué, certains individus nient leur existence. Mais cette négation s'exprime d'une façon particulière qu'il est bon de signaler. Un jeune homme qui se disait mort depuis deux ans ajoutait : « J'existe, mais en dehors de la vie réelle, matérielle et malgré moi, rien ne m'ayant donné la mort. Tout est mécanique chez moi et se fait inconsciemment ». La malade dont nous parlions tout à l'heure nous disait aussi : « Il me semble que je suis morte. Il est vrai que je parle, que je marche, que je travaille, mais c'est comme une automate ». Ce fait est intéressant à noter, car il nous montre qu'en face du nouveau moi, si envahissant qu'il soit, l'ancien ne disparaît pas complètement. Ce qui d'ailleurs doit être très rare. Car, « si l'on remarque, comme le dit justement M. Ribot, que la transformation absolue de la personnalité, c'est-à-dire la substitution d'une personnalité à une autre, complète, sans réserve, sans aucun lien avec le passé, suppose une transformation de fond en comble dans l'organisme, on ne s'étonnera pas de la rencontrer si rarement. Il n'y a, à ma connaissance, aucun cas où la deuxième personnalité n'ait hérité quelque peu des dépouilles de

28. Cotard, *Art. Hypocondre*, in Dict. Dechambre.

l'autre, ne fût-ce que de certaines acquisitions devenues automatiques (marche, langage, travail manuel) ».

A côté des individus qui nient leur existence, il en est d'autres qui en même temps se disent immortels. Cette idée a toujours la même origine que l'autre dans les perturbations du substratum organique de la personnalité.

Les modifications de l'ancienne personnalité amènent l'idée de non-existence et, en même temps, la formation d'une nouvelle personnalité de caractères tout différents suggère au malade l'idée d'immortalité. Par sa source aussi bien que par les réactions qu'elle provoque chez le malade qui s'en désole, c'est, en somme, une véritable idée hypocondriaque sous une étiquette ambitieuse. On pourrait assigner également la même origine aux idées analogues qui constituent la période ultime de ces délires et que M. Cotard a groupées sous le nom de délire d'énormité[29].

Un dernier point nous reste à examiner, le rôle que peuvent jouer chez ces malades les hallucinations psychosensorielles. Faisons d'abord remarquer combien est effacé dans la constitution de la personnalité le rôle des sens externes ; comme le fait remarquer M. Ribot, « les sens déterminent, circonscrivent la personnalité, mais ne la constituent pas ». En revanche, ce sont eux qui sont à l'origine de la connaissance ; ils nous révèlent le dehors, non le dedans. Aussi leurs perversions pathologiques, si elles agissent sur la personnalité, le feront-elles plutôt comme cause adjuvante, que comme cause efficiente.

Il est d'ailleurs un fait à remarquer, c'est que les hallucinations des sens spéciaux ne sont pas non plus un symptôme constant ni essentiel chez les malades mélancoliques dont nous nous occupons. Beaucoup de ces malades n'en ont jamais ; d'autres en ont, mais d'une façon transitoire ou sous une forme élémentaire. D'un autre côté, il est indispensable de considérer l'époque de la maladie à laquelle elles apparaissent : on ne les trouve jamais au début, mais elles ne se montrent qu'au bout d'un certain temps, quand la personnalité est attaquée et en voie de transformation. Et alors elles ne sont guère que la manifestation extérieure d'un désordre intérieur plus profond. La malade délirante par négation que nous avons

29. Cotard, « Le délire d'énormité », in *Ann. méd.-psych.*, 1888.

observée, et dont nous avons déjà parlé, a bien entendu par l'oreille la voix de Dieu qui lui a dit une fois : « Tu es maudite », et elle a vu ces mots écrits sur le mur. Mais à cette époque il y avait déjà trois mois qu'elle était malade, et que pour expliquer le changement survenu en elle, elle se disait à elle-même : « Mais tu es maudite ». Depuis, aussi, elle a eu des hallucinations visuelles en rapport avec ces mêmes idées ; elle a vu le diable, l'enfer : mais ces hallucinations ne se présentent que la nuit, les personnages sont indistincts, ce sont plutôt des ombres qu'elle voit sur le mur. Pour l'ouïe de même, elle n'entend que des bruits. Des hallucinations aussi élémentaires ne sont évidemment pour rien dans les désordres de la personnalité qu'on remarque chez elle ; d'ailleurs, elles sont de date postérieure et en sont beaucoup plutôt la traduction. Un fait qui prouve encore le peu d'influence de ces phénomènes pathologiques psycho-sensoriels, c'est que cette malade qui a des idées de négation physique, qui dit n'avoir plus d'estomac, n'a pas d'hallucination ni de perte de goût.

Mais si dans la transformation de la personnalité nous refusons un rôle aux hallucinations psycho-sensorielles, il n'en est pas de même de cette espèce d'hallucinations dite psychiques par M. Baillarger, que nous avons étudiées dernièrement sous le nom d'hallucinations psychomotrices, et qui sont très fréquentes chez les malades dont nous nous occupons. C'est que les éléments qui constituent ces phénomènes sont tout différents ; ce qui prédomine ici souvent d'une façon exclusive, ce sont les phénomènes moteurs ; ces hallucinations étant en rapport, comme nous avons essayé de le démontrer, avec des troubles fonctionnels des centres psychomoteurs du langage, et pouvant être comparées à certaines impulsions d'abouliques[30]. Dans un autre mémoire, nous les avons mises en parallèle avec les phénomènes de possession et montré qu'elles pouvaient comme eux produire un véritable dédoublement de la personnalité[31].

---

30. J. Séglas, « L'hallucination dans ses rapports avec la fonction du langage : les hallucinations psycho-motrices », in *Progrès médical*, n°s 33, 34, 1888.
31. J. Séglas et P. Bezançon, « De l'antagonisme des idées délirantes chez les aliénés ; l'attaque de la défense, le bien et le mal ; le dédoublement de la personnalité », in *Ann. médi.-psych.*, numéro de janvier 1889.

Les considérations qui précèdent nous semblent bien prouver que dans tous les cas de délire mélancolique où elles se présentent avec des caractères systématiques, les idées de négations sont nettement secondaires[32] et dépendent d'altérations de la personnalité survenant sous le coup des modifications de sa base organique et de la sphère affective et motrice de la vie psychique.

Nous retrouvons cette même origine dans les autres cas où elles ne sont pas systématisées, dans les maladies que nous avons énumérées plus haut. En ce qui concerne la paralysie générale, sans insister sur la place que tiennent dans cette maladie les phénomènes moteurs, nous nous contenterons de faire remarquer que ce ne sont pas les idées de négation qui marquent le début de l'affection, mais qu'elle s'est annoncée par certains prodromes et que ce sont toujours les troubles du caractère, des sentiments, des actes, qui ouvrent la scène, les idées délirantes quelles que soient ne se développant que plus tard. Pour ce qui regarde d'ailleurs les idées hypocondriaques, elles semblent bien ici encore être en rapport avec des changements dans les conditions organiques de la personnalité, et différents auteurs, Michéa[33], Axenfeld[34], M. Aug. Voisin[35], ont déjà signalé, comme causes premières de ces hypocondriaques spéciales, les troubles de la sensibilité générale et viscérale.

Les mêmes considérations s'appliquent à la démence sénile, dans laquelle l'origine de négation reste la même. Remarquons d'abord que toutes les modifications apportées dans les divers organes de l'économie par le processus général d'involution dû aux progrès de l'âge ne sont pas certainement sans altérer la base organique de la personnalité. D'un autre côté, ce ne sont pas les troubles intellectuels proprement dits qui marquent, au point de vue psychique, le début de l'involution sénile ; ce sont les modifications qui surviennent dans la sphère affective et psychomotrice. Egoïsme ou sensiblerie, perte de l'initiative

---

32. Ettmuller (cité par Esquirol, t. I, 405), distingue déjà le délire de l'affection mélancolique, le délire selon lui étant secondaire à l'affection mélancolique.

33. Michéa, *Ann. méd.-psych.*, 1864.

34. Axenfeld, *Arch. de méd. gén.*, 1886.

35. Aug. Voisin, *Traité de paralysie générale des aliénés*, 1879.

personnelle, ce sont là le symptômes primitifs, précédant la déchéance des facultés intellectuelles proprement dites, si bien que « lorsque le vieillard est encore bon pour le conseil, il est imprudent de se confier à lui pour l'action). (Maudsley). Plus accentuée et plus rapide, par suite de causes diverses, dans la démence sénile, la déchéance des facultés suit toujours cette même marche, et si plus tard se présentent des idées de négation, quand même elles ne seraient pas sous la dépendance d'un accès de mélancolie tardive, elles n'en restent pas moins secondaires à ces mêmes modifications de la personnalité individuelle que nous venons de signaler.

En résumé, l'on peut dire que l'idée de négation est toujours une idée secondaire, ayant son origine dans des modifications de la personnalité.

En ce qui concerne les délirants mélancoliques, cette origine secondaire des idées de négation, comme de toutes celles d'ailleurs de ces malades, est importante à connaître. Car elle sépare ces délires de ceux où prédomine l'idée de la persécution vraie. Cette dernière idée, en effet, n'est plus consécutive à des transformations de la personnalité ; mais elles est, en général, primitive ; elle naît, comme l'on dit, du fond de l'inconscient. Les troubles sensoriels qui peuvent l'accompagner ne jouent là qu'un rôle tout à fait secondaire de cause occasionnelle[36]. Quoique prédominante parfois à un certain moment, ils n'apparaissent qu'une fois que la maladie constitué déjà a passé par la période des interprétations délirantes.

Quant aux troubles de la sensibilité générale qui existent chez ces malades, ils n'entament pas la personnalité et n'en déterminent pas, comme tout à l'heure, la transformation. Les organes ne se détruisent pas ; mais, toujours attaqués, ils résistent toujours. Les conditions organiques de la personnalité subsistent intactes ; il en est de même des conditions affectives, les tendances émotionnelles de ces malades ne changent pas de caractère, elles ne font plutôt que

36. Nous n'avons en vue ici que l'origine des deux espèces de délire. Il va sans dire qu'arrivés à une certaine période, les délirants persécutés peuvent présenter, comme les mélancoliques, par suite de phénomènes spéciaux, des transformations, du dédoublement de la personnalité. Nous avons déjà abordé cette question (*Ann. méd.-pschy.*, janvier 1889) que nous étudierons plus complètement dans un prochain numéro.

s'accentuer. Si bien qu'en somme il n'y a pas métamorphose, mais plutôt exagération dans le même sens des tendances personnelles.

Lorsque l'idée de persécution apparaît, elle ne fait que traduire les tendances natives de l'individu, avec lesquelles elle est bien en rapport ; et lorsqu'elle se montre à l'époque de la maturité psychique, elle n'est que l'expression d'un développement anormal, mais non d'un changement de la personnalité. C'est sur cette distinction qu'est basée la division des délires systématisés en secondaires et primitifs. Cette distinction ainsi faite a bien son importance en ce sens qu'elle peut contribuer à la solution de questions plus générales[37]. Car si dans les cas de délire systématisé secondaire : (Ex : *Délire des négations*), où la personnalité s'altère et change à un moment donné, on peut admettre aisément une certaine prédisposition héréditaire ; dans le cas de délires systématisés primitifs (délires systématisés des persécutés et des persécuteurs), le développement anormal de la personnalité, qui est l'essence même de la maladie et dont les idées délirantes ne sont que l'expression tardive, nous révèle une tare plus profonde et montre les rapports intimes qu'affectent ces derniers délires avec la dégénérescence mentale proprement dite.

---

37. Morselli, *Manuale della semeiotica delle mallatie mentali*, Turin, 1885.

Table des matières

642960 - Mars 2016
Achevé d'imprimer par

1livre.com
du rêve à la réalité !

Made in United States
Orlando, FL
05 November 2026

90231090R00125